中华健康宝典

《黄帝内经》

白话解读

杨晓晖 阚俊明◎主编

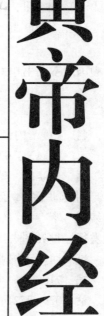

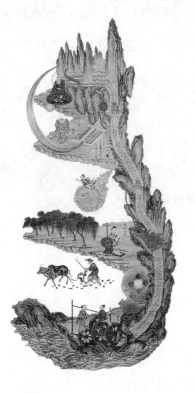

世界图书出版公司

西安 北京 上海 广州

图书在版编目（CIP）数据

《黄帝内经》白话解读 / 杨晓晖，阚俊明主编. —
西安：世界图书出版西安有限公司，2022.9
（中华健康宝典）
ISBN 978-7-5192-9760-2

Ⅰ. ①黄… Ⅱ. ①杨… ②阚… Ⅲ. ①《内经》-研
究 Ⅳ. ①R221.09

中国版本图书馆 CIP 数据核字（2022）第 151120 号

书　　名	《黄帝内经》白话解读
	HUANGDINEIJING BAIHUA JIEDU
主　　编	杨晓晖　阚俊明
策　　划	胡玉平　孙　默
责任编辑	李　娟　杨　菲
出版发行	世界图书出版西安有限公司
地　　址	西安市锦业路 1 号都市之门 C 座
邮　　编	710065
电　　话	029-87214941 029-87233647（市场营销部）
	029-87234767（总编室）
网　　址	http://www.wpcxa.com
邮　　箱	xast@ wpcxa.com
经　　销	新华书店
印　　刷	旭辉印务（天津）有限公司
开　　本	787mm×1092mm　1/16
印　　张	14
字　　数	220 千字
版次印次	2022 年 9 月第 1 版　2022 年 9 月第 1 次印刷
国际书号	ISBN 978-7-5192-9760-2
定　　价	68.00 元

医学投稿　xastyx@ 163.com ‖ 029-87279745　87279675
☆如有印装错误，请寄回本公司更换☆

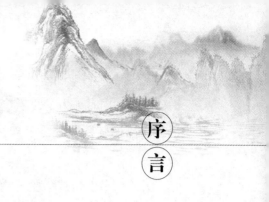

　　中国上下五千年的历史，诞生了博大精深的文化，也孕育了玄妙的中国医药学。从神农尝百草，到华佗、扁鹊、李时珍，一代又一代的伟大医者，用自己的汗水记录下了治病救人的方药，传承千年，历久弥新，为后世医药学的发展提供了理论依据，奠定了中国医药学不可撼动的地位。

　　中国医药学根植于传统文化，融合了哲学、天文、地理、历法等理论精髓，以阴阳五行作为理论基础，主张人体气、形、神的统一，深入探究人体的五脏六腑、经络关节、气血津液的变化，体现出中国医药学的自然观、生命观、辨证观和平衡观。另外，治疗疾病的中医处方都是古代医者经过与疾病不懈斗争总结而成，是古代医者的心血，历经千年的实践和发展，从药理到药效都得到了验证，是弥足珍贵的医学珍宝。从这些处方的疗效就可知中国医药学的伟大。虽然中国医药学深奥难解，但这些处方简单易懂，时至今日，仍具有很大的实用价值。

　　本套丛书从上百种中医学典籍中严格甄选，撷取了具有深远影响力的、应用性强的几本典籍，如我国现存最早的医学理论典籍《黄帝内经》，以及被誉为"中国最早的临床百科全书"的《千金方》。还收录了华佗的传世药方，以及在民间广为流传的有效偏方、秘方、验方和良方等。在分类上，科学统筹，条目清晰；在内容上，丰富翔实，面面俱到。同时，为了便于广大读者理解，对古文进行了严谨翻译，用白话解读，浅显易懂，易于理解学习，即使没有一点医学知识，也不影响阅读。

另外，书中精选的验方内容涉及内科、外科、妇科、男科、儿科、皮肤科等临床各科；日常生活中常见的各种病症，如头疼外感、胃痛胃酸、食欲不振、肺热喘咳等，都能从中找到治疗方药。从药材、功效到制作、服用，详细介绍了各科处方的应用，清晰明了，即查即用。需要注意的是，使用本书方药时一定要因人而异，即根据患者年龄、体质、病症轻重、病情缓急等不同情况而定。另外，书中所列药名由于年代久远，各地品种繁杂，有同药异名或药名不一的现象，使用时请核对。为保持珍本医籍的原貌，校对时只改了少数明显错误之处，对原书中难以确定之处，以及现今不宜服用的药物，如硫黄、石灰、童便等，均未做变动，保持了原貌，因此临床仍须辨证施治，灵活应用。

鉴于编者学识浅薄，时间仓促，不足或错谬之处，敬请行家里手不吝指教。

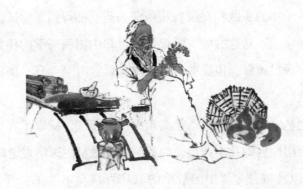

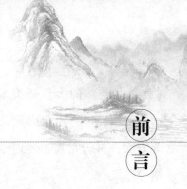

　　《黄帝内经》简称《内经》，包括《素问》《灵枢》两部分，是我国现存最早的一部医学理论典籍，并非出自一时一人之手，是春秋战国前医疗经验和理论知识的总结，也是一本蕴含中国生命哲学源头的大百科全书，被誉为中国人养心、养性、养生的"圣经"。自问世以来，其独特的"中国式"的养生理论一直被广泛应用至今，可以说是"前无古人，后无来者"。

　　《黄帝内经》不仅是现代中医学的不二源头，更是一部蕴含中国生命哲学之宗的思想著作。它为我们解读了体内的五脏六腑、纵横身体上下的经络系统是如何运作，如何影响我们身体健康的。教人如何因地制宜、顺时养生，如何根据各人体质而养生，如何调节人体的阴阳平衡，如何调节自己的情志……其核心是天人相应，认为生命之基在于阴阳平衡，强调人只有"顺四时而适寒暑"，方能"尽终其天年，度百岁乃去"。可见，《黄帝内经》具有永恒的现实意义和实用价值，应作为中华民族的瑰宝传承下去。

　　在原文整理中，《素问》以王冰本为底本，《灵枢》以史崧本为底本。同时为了便于读者对原著的阅读和掌握，本书还参考了其他多种注本，对原文进行了校勘，针对原文中的一些明显错误，据其他版本予以校改。另外，本书在尊重原著的前提下，参考数千年来人们对

《黄帝内经》的大量研究成果，以白话文的形式逐句翻译，用符合今人阅读的习惯，进行了全面而系统的讲解。内容涉阴阳五行、天人相应、针灸等方面，对研究人的生理学、病理学、诊断学、药物学和治疗原则等具有指导意义。

　　相信本书定能使您在轻松阅读中读懂《黄帝内经》这部养生宝典，并取其精华，去其糟粕，推陈出新。我们衷心希望通过这种新的解读方式，更大程度地帮助读者读懂中医，参悟《黄帝内经》中的养生智慧，终身受益，且惠及全家，福泽亲友四邻。

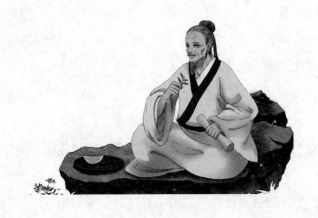

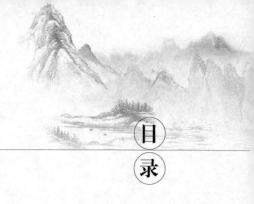

黄帝内经·素问

黄帝内经

素问

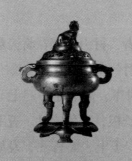

上古天真论篇

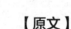

【原文】

昔在黄帝，生而神灵，弱而能言，幼而徇齐，长而敦敏，成而登天①。乃问于天师曰：余闻上古之人，春秋皆度百岁，而动作不衰；今时之人，年半百而动作皆衰者。时世异耶？人将失之耶？

岐伯对曰：上古之人，其知道者，法于阴阳，知于术数②，食饮有节，起居有常，不妄作劳，故能形与神俱，而尽终其天年，度百岁乃去。今时之人不然也，以酒为浆，以妄为常，醉以入房，以欲竭其精，以耗散其真③。不知持满④，不时御神⑤，务快其心，逆于生乐，起居无节，故半百而衰也。

夫上古圣人之教也，下皆为之。虚邪贼风⑥，避之有时，恬惔⑦虚无，真气从之，精神内守，病安从来？是以志闲而少欲，心安而不惧，形劳而不倦。气从以顺，各从其欲，皆得所愿。故美其食，任其服，乐其俗，高下不相慕，其民故自朴。是以嗜欲不能劳其目，淫邪不能惑其心。愚智贤不肖，不惧于物，故合于道。所以能年皆度百岁而动作不衰者，以其德全不危故也。

帝曰：人年老而无子者，材力尽邪？将天数然也？

岐伯曰：女子七岁，肾气实⑧，齿更发长。二七而天癸⑨至，任脉⑩通，太冲脉⑪盛，月事以时下，故有子。三七，肾气平均，故真牙生而长极。四七，筋骨坚，发长极，身体盛壮。五七，阳明脉⑫衰，面始焦，发始堕。六七，三阳脉⑬衰于上，面皆焦，发始白。七七，任脉虚，太冲脉衰少，天癸竭，地道不通，故形坏而无子也。丈夫八岁，肾气实，发长齿更。二八，肾气盛，天癸至，精气溢，阴阳和，故能有子。三八，肾气平均，筋骨劲强，故真牙生而长极。四八，筋骨隆盛，肌肉满壮。五八，肾气衰，发堕齿槁。六八，阳气衰竭于上，面焦，发鬓颁白。七八，肝气衰，筋不能动。八八，天癸竭，精少，肾脏衰，则齿发去，形体皆极。肾主水，受五脏六腑之精而藏之，故脏腑盛，乃能泻。今五脏皆衰，筋骨解堕，天癸尽矣，故发鬓白，身体重，行步不正，而无子耳。

帝曰：有其年已老而有子者，何也？

岐伯曰：此其天寿过度，气脉常通，而肾气有余也。此虽有子，男不过尽八八，女不过尽七七，而天地之精气皆竭矣。

帝曰：夫道者，年皆百数，能有子乎？

岐伯曰：夫道者，能却老而全形，身年虽寿，能生子也。

黄帝曰：余闻上古有真人者，提挈天地，把握阴阳。呼吸精气，独立守神，肌肉若一。故能寿敝天地，无有终时。此其道生。中古之时，有至人者，淳德全道，和于阴阳。调于四时，去世离俗。积精全神，游行天地之间，视听八达之外。此盖益其寿命而强者也。亦归于真人。其次有圣人者，处天地之和，从八风之理，适嗜欲于世俗之间，无恚嗔之心。行不欲离于世，举不欲观于俗。外不劳形于事，内无思想之患。以恬愉为务，以自得为功。形体不敝，精神不散，亦可以百数。其次有贤人者，法则天地，象似日月。辩列星辰，逆从阴阳。分别四时，将从上古。合同于道，亦可使益寿而有极时。

【注释】

①登天：登天子之位，那时还没有皇帝这个称谓。②术数：大自然和人体的变化规律的调节法则，也就是调养精气的方法。③真：天真之气，也就是先天的元气。④持满：意思是说保护天真之气，应当像拿着盛满东西的器皿一样小心谨慎。⑤御神：就是动脑筋。⑥虚邪贼风：虚邪是乘虚而入的邪气，贼风是乘虚而伤人的风。⑦恬惔：清静的意思。⑧肾气实：中医以"肾"为先天之本，拿它当生命的源泉看待。因此肾气实就机体趋向成熟而言。古人认为女子七岁，男子八岁是肾气充实的时候。这是因为女子属

阴，阴中必有阳，阳数为七，男子属阳，阳中必有阴，阴数为八。故以七数和八数来说明男女发育的时期。⑨天癸：又称元阴。人在初生的时候，此气尚微，必须发育至一定阶段始能充实。一般说男子在二八（十六岁），女子在二七（十四岁），天癸开始充实。天癸充实之后女子始有月经，男子始有精液。⑩任脉：系中医经络学说中奇经八脉之一。起于胞中，循腹上行，主胎胞。⑪太冲脉：系中医经络学说中奇经八脉之一。起于胞中，上行循脊里，为经络之海。⑫阳明脉：阳明经脉之气荣于面部而循行于发。⑬三阳脉：指太阳、阳明、少阳而言。该三阳脉均循行于头部。

【译文】

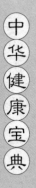

从前，有一位名叫黄帝的人，生下来就显得与众不同，十分聪慧，他很小的时候已经能说会道，幼年时对周围的事物就有很强的理解力，长大后诚朴又敏达，成年时当上了天子。他向天师岐伯求教道：我听说上古时代的人都能活到一百岁，而且行动还没有衰老的迹象；现在的人，年龄才到五十岁，行动就已经衰老了。这是因为岁月的轮转呢，还是现在的人违背了养生规律造成的呢？

岐伯回答他说：上古时代的人，大都比较了解养生的学问，因此能效法阴阳之道，并采用各种养生方法来保养自己的身体，在饮食上有节制，而且作息有规律，不轻易使身心受到损害，因而能够使形体和精神协调，并活到他们寿命应该终了的时候，到一百岁之后才去世。现在的人就不同了，把酒当作甘露来饮，把恣意妄为当作常态，纵欲无度，不少人沉迷于无聊又荒淫的生活中，乘着酒兴纵意于房事，因色欲过度而耗竭精气，造成真元败散。正是由于不懂得保持旺盛的精气，经常过度地使用自己的精力，贪图一时的快意，背弃了养生的乐趣，生活全无规律，所以到五十岁就衰老了。

上古时期，圣人关于养生的教诲，民众纷纷遵从。对一年四季的各种病邪，要根据节气的变化谨慎躲避，同时在思想上要安闲清静，不贪不求，使体内真气和顺，精神内守，这样，疾病又怎么会侵袭你呢？因此那时的人内心安闲、少有欲望，心境安定而不忧惧，劳动形体而不疲倦。真气从容而顺调，每个人都感到自己的愿望得到了满足。因此都能以自己所食用的食物为甘美，以所穿着的衣服为舒适，以所处的环境为安乐，不因地位的尊卑而羡慕嫉妒，这样的人民才称得上朴实。对这些朴实的人民来讲，嗜欲不能干扰他们的视听，淫乱邪论也不能扰乱他们的心境。无论是愚笨的、聪明的、有才能的、能力差的，都能追求内心的安定，而不计较外物的获得或丧失，因而能符合养生之道。那时的人年龄都能超过一百岁，而且行动不显衰老，这是因为他们熟练掌握了养生之道，才使他们避免身体受到伤害。

黄帝问：人年纪老了就不能生育，这是因为精力枯竭了呢，还是自然生长发育规律的必然结果呢？

岐伯说：人的生理要经历这样的过程：女子到七岁，肾气已经充实，牙齿更换，头发生长。十四岁，天癸发育成熟，任脉通畅，太冲脉旺盛，月经按时而行，因此能生育。二十一岁，肾气稳定，智齿长出，生长发育成熟。二十八岁，这是身体最强壮的阶段，筋肉骨骼强健坚固，头发成长到极点。到了三十五岁，身体开始衰老，首先是阳明脉衰退，面容开始枯焦，头发也会脱落。四十二岁，上部的三阳脉衰退，面容枯焦，头发开始变白。到了四十九岁，任脉空虚，太冲脉衰微，天癸枯竭，月经断绝，形体因为衰老，不再有生育能力。男子到八岁，肾气充实起来，头发开始茂盛，牙齿也更换了。十六岁，肾气旺盛，天癸生，精气满溢而能外泻，两性交合就能生育子女。二十四岁，肾气稳定，筋肉骨骼强劲，智齿生出，牙齿长全，生长发育期结束。三十二岁，这是身体最强壮的阶段，筋骨粗壮，肌肉丰满。到了四十岁，肾气开始衰退，头发开始脱落，牙齿开始枯槁。四十八岁，人体上部阳明脉衰竭，面容枯焦，发鬓斑白。五十六岁，肝气衰，筋脉活动不便。到了六十四岁，天癸枯竭，精气少，肾脏衰退，牙齿和头发脱落，形体为病所苦。肾是人体中主管水的脏器，能接受五脏六腑的精气并储藏起来，因此只有五脏旺盛，肾脏才有精气排泄。如果年纪大了，五脏都已衰退，筋骨懈怠无力，天癸也完全枯竭，就会发鬓斑白，身体沉重，步态不稳，不再有生育的能力。

黄帝又问：有的人年纪已经很大了，但还能生育子女，这是什么道理呢？

岐伯说：这是因为他有超常的先天禀性，才让气血经脉能保持通畅，而且肾气有余。不过，这种人虽然能较长时间保持生育能力，但一般男子不会超过六十四岁，女子不会超过四十九岁，到这个时候，天地所赋予的精气都已耗竭，也就不再有生育能力了。

黄帝说：那些掌握了养生之道的人，年龄超过一百岁还能不能有生育能力？

岐伯说：掌握了养生之道的人能延缓衰老、保持肌体的旺盛力，年寿虽然已高，仍然有生育能力。

黄帝说：我听说上古时代有一种叫真人的人，他能把握天地自然的变化之机，掌握阴阳消长之要。吐故纳新，保养精气，精神内守，超然独立，肌肉形体永远不变，所以能与天地同寿，永无终结。这是因为契合养生之道，因而能够长生。中古时代有一种叫至人的人，他们有淳厚的道德，并懂得一套完整的养生方法，能应和阴阳的变化。调适于四时气候的变迁，远离世俗的纷扰。聚精会神，悠游于天地之间，视听所及，达于八荒之外。这是一类能增益寿命而自强不息的人。这也归属于真人。其次有被称作圣人的人，安处于天地间的和气，顺合于八风的变化，让自己的嗜欲同于世俗，也就不会产生恼恨的情绪。行为并不脱离世俗，但举动又不受世俗牵制。在外不使形体过度劳累，在内不让思想有所负担。务求精神安逸愉悦，以悠然自得为己功。形体不会衰敝，精神不会耗散，也可以活到一百岁。另外有被称作贤人的人，他以天地为法则，观察日月的运行。分辨星辰的位置，顺从阴阳的消长。根据四时气候的变化来调养身体，大家应该学习上古真人。寻找并确定合于养生之道的方法，那样就能够把自己的生命延长到理想的地步了。

四气调神大论篇

【原文】

春三月，此谓发陈①。天地俱生，万物以荣。夜卧早起，广步于庭。被发缓形，以使志生。生而勿杀，予而勿夺，赏而勿罚。此春气之应，养生之道也。逆之则伤肝，夏为寒变。奉长者少。

夏三月，此谓蕃秀②。天地气交，万物华实。夜卧早起，无厌于日。使志无怒，使华英成秀。使气得泄，若所爱在外。此夏气之应，养长之道也。逆之则伤心，秋为痎疟③。奉收者少。

秋三月，此谓容平④。天气以急，地气以明。早卧早起，与鸡俱兴。使志安宁，以缓秋刑。收敛神气，使秋气平。无外其志，使肺气清。此秋气之应，养收之道也。逆之则伤肺，冬为飧泄。奉藏者少。

冬三月，此谓闭藏。水冰地坼⑤，无扰乎阳。早卧晚起，必待日光。使志若伏若匿，若有私意。若已有得，去寒就温。无泄皮肤，使气亟夺。此冬气之应，养藏之道也。逆之则伤肾，春为痿厥⑥。奉生者少。

天气，清净光明者也，藏德不止，故不下也。天明则日月不明，邪害空窍。阳气者闭塞，地气者冒明。云雾不精，则上应白露不下。交通不表，万物命故不施，不施则名木⑦多死。恶气不发，风雨不节，白露不下，则菀槁⑧不荣。贼风数至，暴雨数起，天地四时不相保，与道相失，则未央⑨绝灭。唯圣人从之，故身无奇病，万物不失，生气不竭。

逆春气，则少阳不生，肝气内变。逆夏气，则太阳不长，心气内洞。逆秋气，则少阴不收，肺气焦满。逆冬气，则太阴不藏，肾气独沉。

夫四时阴阳者，万物之根本也。所以圣人春夏养阳，秋冬养阴，以从其根。逆其根，则伐其本，坏其真矣。

故阴阳四时者，万物之终始也，死生之本也。逆之则灾害生，从之则苛疾不起。是谓得道。道者，圣人行之，愚者背之。从阴阳则生，逆之则死，从之则治，逆之则乱。反顺为逆，是谓内格。是故圣人不治已病治未病，不治已乱治未乱，此之谓也。夫病已成而后药之，乱已成而后治之，譬犹渴而穿井，斗而铸兵，不亦晚乎？

【注释】

①发陈：推陈出新。②蕃秀：茂盛秀丽的意思。③痎疟：疟疾的总称。④容平：平定的意思。⑤坼（chè）：地裂的意思。⑥痿厥：四肢痿弱无力。⑦名木：作大树解。⑧菀槁：抑郁枯槁的意思。⑨未央：未及一半的意思。

【译文】

春季的正月、二月和三月这三个月，是万物更新、生命萌发的时候。大地回春，一切都显得朝气蓬勃，一片欣欣向荣的景象。此时，人们应该夜晚早点儿睡，早上早点儿起床。披散头发，宽松衣裳，尽量让自己的形体放松、神志生发。不要杀生，多给予、少掠夺，多奖励、少惩罚，这是适应春季的时令，保养生发之气的方法。如果违逆了春生之气，便会损伤肝脏，到夏季就会发生寒性病变。这是因为提供给夏长之气的条件不足。

夏季的四月、五月和六月这三个月，谓之蕃秀，是鲜花盛开、绿树成荫的时令。此时，天气下降，地气上腾，天地之气相交，植物开花结实，长势旺盛。人们应该在夜晚睡、早上早起，不要厌恶长日。情志应保持愉快，切勿发怒，要使精神之英华适应夏气以成其秀美，使气机宣畅，通泄自如，精神外向，对外界事物有浓厚的兴趣。这是适应夏天的气候、保护长养之气的方法。如果违逆了长夏之气就会损伤心脏，到秋天容易发生疟疾。这是因为提供给秋收之气的条件不足。

秋季的七月、八月和九月这三个月，谓之容平，自然界景象因万物成熟而平定收敛。此时，天高风急，地气清肃。人应早睡早起，和鸡的活动时间相仿，以保持神志的安宁。减缓秋季肃杀之气对人体的影响。收敛神气，以适应秋季容平的特征。不使神思外驰，以保持肺气的清肃功能。这就是适应秋令的特点而保养人体收敛之气的方法。若违逆了秋收之气，就会伤及肺脏，冬天就要发生飧泄病。这是因为提供给冬藏之气的条件不足。

冬天的十月、十一月和十二月这三个月，是生机潜伏、万物蛰藏的时令。当此时节，冰天雪地、寒风刺骨，人应该不要轻易地扰动阳气。早睡晚起，待到日光照耀时起床才好。要使神志深藏于内，安静自若，就像一个人把一种秘密悄悄地深藏不露一般，又像得到了一件少有的宝贝，要把他密藏起来一样。要躲避寒冷，求取温暖，不要使皮肤开泄而令阳气不断地损失。这是适应冬季的气候而保养人体闭藏机能的方法。违逆了冬令的闭藏之气，就要损伤肾脏，春天就会发生痿厥之疾。这是因为提供给春生之气的条件不足。

天气，是清净光明的，蕴藏其德，运行不止。天不暴露自己的光明德泽，因此永远保持它内涵的力量而不会下泄。如果天显露光明，就会使日月昏暗，阴霾邪气侵害山川，阳气闭塞不通，大地昏蒙不明。云雾弥漫，日色无光，相应的雨露无法下降。天地之气不交，万物的生命就不能绵延。生命不能绵延，自然界高大的树木也会死亡。邪恶之气不得散发，风雨无时，雨露当降而不降，草木不得滋润，生机郁塞，茂盛的禾苗也会枯槁不荣。贼风频频而至，暴雨不时而作，天地四时的运作失去了秩序，违背了正常的规律，致使万物的生命未及一半就夭折了。只有圣人能适应自然变化，注重养生之道，而身无大病。这是因为不背离自然万物的发展规律，而生机不会衰竭。

假如违背了春天的生气，少阳之气就不会生发，以致肝气内郁而发生病变。违逆了夏长之气，太阳之气就不能生长，以致心气内虚。违逆了秋收之气，少阴之气就不能收敛，以致肺热叶焦而胀满。违逆了冬藏之气，太阴之气就不能潜藏，以致肾气衰弱。

四时阴阳的变化，是万物生命的根本。所以圣人在春夏季节保养阳气以适应生长的需要，在秋冬季节保养阴气以适应收藏的需要，以顺从生命发展的根本规律。如果违逆了这个规律，就会摧残本元，破坏真元之气。

因此，阴阳四时是万物的起始，是盛衰存亡的根本。违逆了它，就会产生灾害，顺从了它，就不会发生重病。这样便可以说是懂得了养生之道。对于养生之道，圣人能够加以实行，愚人则时常有所违背。顺应阴阳的规律来安排就能生存，违逆了就会死亡，顺从了它就会正常，违逆了它就会乖乱。相反，如背道而行，就会生病，病名为关格。所以圣人不等病已经发生再去治疗，而是在疾病发生之前预防，如同不等到乱事发生了再去治理，而是在它发生之前治理。假如在发生了疾病之后再想到治疗，问题就已经产生了。这时候犹如口渴了才想到需要挖一口井，到战场上了才想到要制造兵器，一切不都太晚了吗？

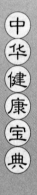

生气通天论篇

【原文】

黄帝曰：夫自古通天者，生之本，本于阴阳。天地之间，六合①之内，其气九州②、九窍③、五藏④、十二节⑤，皆通乎天气。其生五，其气三。数犯此者，则邪气伤人。此寿命之本也。

苍天之气，清净则志意治，顺之则阳气固。虽有贼邪，弗能害也。故圣人传精神，服天气而通神明。失之则内闭九窍，外壅肌肉，卫气散解，此谓自伤，气之削也。

阳气者若天与日，失其所则折寿而不彰。故天运当以日光明，是故阳因而上，卫外者也。

因于寒，欲如运枢，起居如惊，神气乃浮。因于暑，汗，烦则喘喝，静则多言，体若燔炭，汗出乃散。因于湿，首如裹，湿热不攘，大筋緛短，小筋弛长，緛短为拘，弛长为痿。因于气，为肿，四维⑥相代，阳气乃竭。

阳气者，烦劳则张，精绝，辟积于夏，使人煎厥。目盲不可以视，耳闭不可以听，溃溃乎若坏都⑦，汩汩⑧乎不可止。阳气者，大怒则形气绝，而血菀于上，使人薄厥⑨。有伤于筋，纵，其若不容。汗出偏沮，使人偏枯⑩。汗出见湿，乃生痤疿⑪。高梁⑫之变，足生大疔，受如持虚。劳汗当风，寒薄为皶⑬，郁乃痤。

阳气者，精则养神，柔则养筋。开阖不得，寒气从之，乃生大偻⑭。营气不从，逆于肉理，乃生痈肿。陷脉为瘘⑮，留连肉腠。俞气⑯化薄，传为善畏，及为惊骇。魄汗⑰未尽，形弱而气烁，穴俞以闭，发为

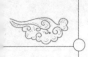

风疟⑱。

故风者，百病之始也，清静则肉腠闭，阳气拒，虽有大风苛毒⑲，弗之能害。此因时之序也。

故病久则传化，上下不并⑳，良医弗为。故阳畜积㉑病死，而阳气当隔，隔者当泻，不亟正治，粗乃败亡。

故阳气者，一日而主外，平旦㉒阳气生，日中而阳气隆，日西而阳气已虚，气门乃闭。是故暮而收拒，无扰筋骨，无见雾露。反此三时，形乃困薄。

岐伯曰：阴者，藏精而起亟㉓也；阳者，卫外而为固也。阴不胜其阳，则脉流薄疾，并乃狂；阳不胜其阴，则五脏气争，九窍不通。是以圣人陈阴阳，筋脉和同，骨髓坚固，气血皆从。如是则内外调和，邪不能害，耳目聪明，气立如故。

风客淫气，精乃亡，邪伤肝也。因而饱食，筋脉横解㉔，肠澼㉕为痔。因而大饮，则气逆。因而强力，肾气乃伤，高骨㉖乃坏。

凡阴阳之要，阳密乃固。两者不和，若春无秋，若冬无夏。因而和之，是谓圣度。故阳强不能密，阴气乃绝；阴平阳秘，精神乃治；阴阳离决，精气乃绝。

因于露风，乃生寒热。是以春伤于风，邪气留连，夏乃为洞泄㉗；夏伤于暑，秋为痎疟；秋伤于湿，冬逆而咳，发为痿厥；冬伤于寒，春必病温。四时之气，更伤五脏。

阴之所生，本在五味，阴之五宫，伤在五味。是故味过于酸，肝气以津，脾气乃绝；味过于咸，大骨气劳，短肌，心气抑；味过于甘，心气喘满，肾气不衡；味过于苦，脾气濡，胃气乃厚；味过于辛，筋脉沮弛，精神乃央。是故谨和五味，骨正筋柔，气血以流，腠理以密，如是则骨气以精。谨道如法，长有天命。

【注释】

①六合：指天地间的上下、东西南北。②九州：就是冀、兖、青、徐、扬、荆、豫、梁、雍等州。③九窍：人体的七阳窍（耳二、目二、鼻二、口一），二阴窍（前后阴）。④五藏：是指人体的五神脏说的，就是肝藏魂、

心藏神、脾藏意、肺藏魄、肾藏志。⑤十二节：四肢各有三大关节，共十二节。⑥四维：指四肢。⑦都：水泽聚合处。⑧汩（gǔ）汩：水流状。⑨薄厥：气血相乱、发病急骤的厥证。⑩偏枯：半身不遂。⑪痤（cuó）痱（fèi）：痤是小疖，痱是热疹。⑫高梁：高，同"膏"。指肥美食物言。⑬皶（zhā）：俗名粉刺。⑭偻：背部屈曲。⑮瘘（lòu）：鼠疮之类。⑯俞（shù）气：俞，通"腧"。指经络的孔穴。⑰魄汗：肺藏魄，外主皮毛，所以把出汗叫作魄汗。⑱风疟：疟，虐也，比喻寒热交迫的症状。风疟，就是因风邪引起的寒热交迫的病症。⑲苛毒：指剧毒言。⑳上下不并：上是指阳说的，下是指阴说的；阴中有阳，阳中有阴叫作并。不并就是阴阳不相交的意思。㉑畜积：即蓄积。㉒平旦：是太阳初出的时候。㉓起亟：起而应之的意思。㉔横解：当弛张讲。㉕肠澼：痢疾或便血沫，统称肠澼。㉖高骨：指腰脊椎骨言。㉗洞泄：消化不良的腹泻。

【译文】

黄帝指出：自古以来，无数事实证明，人与天地自然是否息息相通并保持和谐统一，是生命长短的根本问题，而这一根本问题的根本是阴阳。天地之间，四方上下之内，无论是世上的万物，还是人的九窍、五脏、十二关节，都与天地自然之气息息相通。阴阳之道，化生出木、火、土、金、水五行，体现为三阴三阳之气。人如果常常违背这些，就会被邪气所伤。所以说，阴阳乃是寿命的根本。

苍天之气清净，人的精神就相应地顺畅平和，顺应天气的变化，就会阳气固密。虽有贼风邪气，也不能加害于人。所以圣人能够专心致志，顺应天气，而通达阴阳变化之理。如果违逆了适应天气的原则，就会内使九窍不通、外使肌肉壅塞，卫气涣散不固，这是由于人们不能适应自然变化所致，称为自伤，阳气会因此而受到削弱。

人身上的阳气如天上的太阳一样重要，假若阳气失去了正常的位次而不能发挥其作用，人就会减损寿命或夭折，生命机能亦暗弱不足。所以天体的正常运行，是因太阳的光明普照而显现出来的，而人的阳气也应在上、在外，并起到保护身体，抵御外邪的作用。

由于寒，阳气应如门轴在门臼中运转一样活动于体内，若起居猝急，扰动阳气，则易使神气外越。由于暑，则汗多烦躁，喝喝而喘，安静时多

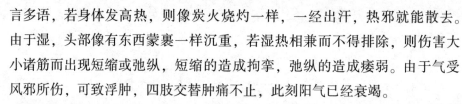

言多语，若身体发高热，则像炭火烧灼一样，一经出汗，热邪就能散去。由于湿，头部像有东西蒙裹一样沉重，若湿热相兼而不得排除，则伤害大小诸筋而出现短缩或弛纵，短缩的造成拘挛，弛纵的造成痿弱。由于气受风邪所伤，可致浮肿，四肢交替肿痛不止，此刻阳气已经衰竭。

在人体烦劳过度时，人身的阳气就会亢盛而外张，使阴精逐渐耗竭，如此多次重复，阳愈盛而阴愈亏，到夏季暑热之时，便易使人发生煎厥病。症状是眼睛昏蒙看不见东西，耳朵闭塞听不到声音，混乱之时就像湖水溃决，急流奔泻，不可收拾。人的阳气，在大怒时就会上逆，血随气生而淤积于上，与身体其他部位阻隔不通，使人发生薄厥。若伤及诸筋，使筋弛纵不收，而无法随意运动。经常半身出汗，可以演变为半身不遂。出汗的时候，遇到湿邪阻遏就容易发生小的疮疖和痱子。经常吃肥肉、精米、厚味，足以导致疔疮，患病就像拿着空的容器接受东西一样容易。在劳动出汗时遇到风寒之邪，迫聚于皮腠形成粉刺，郁积化热而成疮疖。

人的阳气，既能养神而使精神气爽，又能养筋而使诸筋柔韧。汗孔的开闭调节失常，寒气就会随之侵入，损伤阳气，以致筋失所养，造成身体俯曲不伸。寒气深陷脉中，流连肌肉之间，气血不通而郁积，久而成为疮瘘。由于寒气稽留，营气无法顺利运行，阻逆在肌肉之间，就会生痈肿。从腧穴侵入的寒气内传迫及五脏，损伤神志，就会出现恐惧和惊骇的症状。汗出未止的时候，形体与阳气都受到一定的削弱，若风寒内侵，腧穴闭阻，就会发生风疟。

风是引起各种疾病的始因，而只要人体保持精神的安定和劳逸适度等养生的原则，那么，肌肉腠理就会密闭，阳气就有抗拒外邪的能力，虽有大风苛毒浸染也无法受到伤害。这正是循着时序的变化规律保养生气的结果。

病邪在人体内留滞日久，就会向内发展而进一步病变，阴阳之气发生壅塞、阻隔而不能互相交通，就是良医也不能治疗了。所以说，阳气蓄积过多，也会使人病重而亡。因为阳气蓄积过多，会造成气机壅阻，而气机壅阻，自然应当疏散并使之和顺，如果不赶快用正确的方法进行治疗，而是粗心大意，浅薄从事，就会使阳气衰败而致人死亡。

人体的阳气，在白天主要发挥卫护肌表的作用，每天太阳刚刚出来的时候人体的阳气也开始活动，到了中午人体的阳气也达到了顶峰，夕阳西下的时候人体的阳气就随之虚弱了，汗孔也随之闭合起来。因此天黑以后，人就应当停止活动去休息，以养护阳气、防御外邪，也不要扰动筋骨，不要接触雾露。谁要是违背了一天之内的早晨、中午和日暮之后这三个时段应当遵循的动静规律，身体就会日趋困顿虚弱。

岐伯说：阴是藏精于内且不断地扶持阳气的，阳是卫护于外使体表固密的。如果阴不胜阳，阳气亢盛，就会使血脉流动急促，若再受热邪，阳气更盛，就会发为狂症；如果阳不胜阴，阴气亢盛，就会使五脏之气不调，以致九窍不通。所以圣人使阴阳平衡，无所偏胜，从而使筋脉调和、骨髓坚固、血气畅顺。这样，则能内外调和，邪气不能侵害，耳聪目明，气机正常运行。

风邪侵犯人体，伤及阳气，并逐步侵入内脏，阴精也就日渐消亡，这是由于邪气伤肝所致。因此饮食过饱，阻碍升降之机，会发生筋脉弛纵、肠澼及痔疮等病症。若饮酒过量，会造成气机上逆。若过度用力，会损伤肾气，腰部脊骨也会受到损伤。

大凡阴阳的关键，以阳气的固密最为重要。阳气固密，阴气就能固守于内。阴阳二者不协调，就像一年之中，只有春天而没有秋天，只有冬天而没有夏天一样。因此，阴阳的协调配合，相互为用，是维持正常生理状态的最高标准。所以阳气亢盛，不能固密，阴气就会竭绝；阴气和平，阳气固密，人的精神才会正常；如果阴阳不相交，人的精气就会随之而竭绝。

由于雾露风寒之邪的侵犯，会发生寒热。春天伤于风邪，邪气留而不去，到了夏天就会发生急骤的泄泻；夏天伤于暑邪，到秋天会发生疟疾；秋天伤于湿邪，邪气上逆，冬天就会发生咳嗽，并且可能发展为痿厥病；冬天伤于寒气，到来年的春天就会发生温病。四时的邪气，会交替伤害人的五脏。

人体阴精化生的来源，主要是饮食的五味，而藏纳精气的五脏，又常常被饮食五味所伤。因此过多进食酸味，由它滋养的肝气就会太盛，脾气就会随之衰竭；过多进食咸味，大的骨骼就会受到损伤，使肌肉萎缩，使心气抑郁无力；过多进食甜味，就会使心跳加速、胸口喘闷、面色发黑、肾气失去平衡；过多进食苦味，脾气就会受到损伤，失去健运之力而造成湿邪凝滞，胃气也就随之虚弱使得胃部胀满；过多进食辛味，筋脉就会衰败废弛，同时精神也会受到损伤而颓废。因此，要审慎、合理地调合五味，以使骨骼坚正、筋脉柔韧、气血通畅、肤腠固密，这样就能够协调地化生精血了。总之，只要能够谨遵养生之道，按照养生的方法去做，就能够健康长寿，尽享天年。

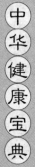

金匮真言论篇

【原文】

黄帝问曰：天有八风，经有五风，何谓？

岐伯对曰：八风发邪，以为经风，触五脏，邪气发病。所谓得四时之胜者，春胜长夏，长夏胜冬，冬胜夏，夏胜秋，秋胜春。所谓四时之胜也。

东风生于春，病在肝，俞①在颈项；南风生于夏，病在心，俞在胸胁；西风生于秋，病在肺，俞在肩背；北风生于冬，病在肾，俞在腰股；中央为土，病在脾，俞在脊。故春气者病在头，夏气者病在脏，秋气者病在肩背，冬气者病在四支②。

故春善病鼽衄③，仲夏善病胸胁，长夏善病洞泄寒中，秋善病风疟，冬善病痹厥。

故冬不按跷④，春不鼽衄，春不病颈项，仲夏不病胸胁，长夏不病洞泄寒中，秋不病风疟，冬不病痹厥、飧泄⑤而汗出也。

夫精者，身之本也。故藏于精者，春不病温。夏暑汗不出者，秋成风疟。

故曰：阴中有阴，阳中有阳。平旦至日中，天之阳，阳中之阳也；日中至黄昏，天之阳，阳中之阴也；合夜至鸡鸣，天之阴，阴中之阴也；鸡鸣至平旦，天之阴，阴中之阳也。故人亦应之。夫言人之阴阳，则外为阳，内为阴。言人身之阴阳，则背为阳，腹为阴。言人身之脏腑中阴阳，则脏者为阴，腑者为阳。肝心脾肺肾五脏皆为阴，胆胃大肠小肠膀胱三焦六腑皆为阳。所以欲知阴中之阴、阳中之阳者，何也？为冬

《黄帝内经》白话解读

病在阴，夏病在阳；春病在阴，秋病在阳。皆视其所在，为施针石也。故背为阳，阳中之阳，心也；背为阳，阳中之阴，肺也；腹为阴，阴中之阴，肾也；腹为阴，阴中之阳，肝也；腹为阴，阴中之至阴，脾也。此皆阴阳、表里、内外、雌雄相输应也。故以应天之阴阳也。

帝曰：五脏应四时，各有收受乎？

岐伯曰：有。东方青色，入通于肝。开窍于目，藏精于肝，故病在头。其味酸，其类草木，其畜鸡，其谷麦。其应四时，上为岁星，是以知病之在筋也。其音角，其数八，其臭臊。

南方赤色，入通于心。开窍于舌，藏精于心，故病在五脏。其味苦，其类火，其畜羊，其谷黍。其应四时，上为荧惑星，是以知病之在脉也。其音徵，其数七，其臭焦。

中央黄色，入通于脾。开窍于口，藏精于脾，故病在脊。其味甘，其类土，其畜牛，其谷稷。其应四时，上为镇星，是以知病之在肉也。其音宫，其数五，其臭香。

西方白色，入通于肺。开窍于鼻，藏精于肺，故病在背。其味辛，其类金，其畜马，其谷稻。其应四时，上为太白星，是以知病之在皮毛也。其音商，其数九，其臭腥。

北方黑色，入通于肾。开窍于二阴，藏精于肾，故病在谿。其味咸，其类水，其畜彘[6]，其谷豆。其应四时，上为辰星，是以知病之在骨也。其音羽，其数六，其臭腐。

故善为脉者，谨察五脏六腑，逆从、阴阳、表里、雌雄之纪，藏之心意，合心于精。非其人勿教，非其真勿授，是谓得道。

【注释】

①俞：通"腧"，腧穴。与"输"为同源字，有运输气血的意思。②第一节说的因不正的邪风使人五脏受病，此节说的是四时的正气之风亦可因人的五脏偏盛、偏衰而致病，偏盛的就使气病，偏衰的就使脏病。风气侵入人体的途径是由腧至经，最后至脏。③鼽（qiú）：为鼻流涕。衄：为鼻出血。④按：按摩。跷（qiāo）：导引法。⑤飧泄：泄泻。⑥彘（zhì）：猪。

【译文】

黄帝问：天有八方之风，人的经脉又有五脏之风，指的是什么呢？

岐伯回答说：八方之风会产生致病的邪气，中伤人体的经脉，循经脉触动五脏，造成不同的疾病。所说的感受四时气候相互克制的关系，是指：春季属木，克制长夏；长夏属土，克制冬水；冬季属水，克制夏火；夏季属火，克制秋金；秋季属金，克制春木。这就是四时气候相互克制的关系。

东风生于春季，春季属木，位于东方，因此春季多东风，病变常发生在肝，病邪常从腧穴侵于颈项；南风生于夏季，夏季属火，因此夏季多南风，引起心的病变，病邪常从腧穴侵于胸胁；西风生于秋季，秋季属金，位于西方，因此秋天多西风，病变常发生在肺，病邪常从腧穴侵于肩背；北风生于冬季，病变多发生在肾，病邪常从腧穴侵于腰股；长夏属土，土位于中央，病变多发生在脾，病邪常从腧穴侵于背脊。因此春季病邪之气伤人，疾病表现在头部；夏季病邪之气伤人，多病在心；秋季病邪之气伤人，多病在肩背；冬季病邪之气伤人，多病在四肢。

所以春天多发生鼻流涕、出血等症，夏天多发生胸胁不舒等疾患，长夏季节多发脾胃虚寒症，秋天多发生风疟，冬天多发生痹厥。

如果冬天不进行按摩导引，扰动阳气，来年春天就不会发生鼽衄和颈项部位的疾病，夏天就不会发生胸胁不舒的疾患，长夏季节就不会发生脾胃虚寒的洞泄病，秋天就不会发生风疟疾，冬天也不会发生四肢厥冷、飧泄、汗出过多等病症。

精是人体的根本。所以阴精内藏而不妄泄，春天就不会罹患温热病。夏暑阳盛，人体如不能排汗散热，就会造成暑湿内伏，到秋天便酿成风疟疾。

所以说：阴中有阴，阳中有阳。白昼属阳，平旦到中午，阳气由初生到旺盛，为阳中之阳；中午到黄昏，阳气由旺盛到衰弱，则属阳中之阴；黑夜属阴，合夜到鸡鸣，为阴中之阴；鸡鸣到平旦，阴气由旺盛到衰弱，则属阴中之阳。人身中的阴阳也与此相应。就人体阴阳而论，外部属阳，内部属阴。就身体的部位来分阴阳，则背部为阳，腹部为阴。从脏腑的阴阳划分来说，则脏属阴，腑属阳。肝、心、脾、肺、肾五脏都属阴；胆、胃、大肠、小肠、膀胱、三焦六腑都属阳。为什么要了解阴中有阴，阳中有阳的道理呢？这是为了分析四时疾病在阴还是在阳，以作为治疗的依据，如冬病在阴，夏病在阳，春病在阴，秋病在阳，都要根据疾病的部位来施用针刺和砭石的疗法。此外，背为阳，阳中之阳为心，阳中之阴为肺；腹为阴，阴中之阴为肾，阴中之阳为肝，阴中的至阴为脾。以上这些都是人体阴阳、表里、内外、雌雄相互联系又相互对应的例证。所以人与自然界的阴阳是相应的。

黄帝询问：五脏与四时相应，它们都各有所用吗？

岐伯说：当然有。就像东方青色，与肝相通。肝开窍于目，精气内藏于肝，发病常表现在头。在五味为酸，与草木同类，在五畜为鸡，在五谷为麦。在四时中上应岁星，所以其病多发生在筋。在五音为角，其成数为八，在嗅味为腥臊。

南方赤色，与心相通。心开窍于舌，精气内藏于心，因此病发于五脏。在五味为苦，与火同类，在五畜为羊，在五谷为黍。在四时中上应荧惑星，它的疾病多发生在血脉。在五音为徵，其成数为七，在嗅味为焦。

中央黄色，与脾相通。脾开窍于口，精气内藏于脾，所以它的疾病多发于脊。在五味为甘，与土同类，在五畜为牛，在五谷为稷。与四时中的长夏相应，在四时中上应土星，它的疾病多发生在舌根和肌肉。在五音为宫，其成数为五，在嗅味为香。

西方白色，与肺相通。肺开窍于鼻，精气内藏于肺，因此疾病发于背。在五味为辛，与金同类，在五畜为马，在五谷为稻。在四时中上应金星，它的疾病多发生在皮毛。在五音为商，其成数为九，在嗅味为腥。

北方黑色，与肾相通。肾开窍于前后二阴，精气内藏于肾，因此疾病多发于四肢。在五味为咸，与水同类，在五畜为猪，在五谷为豆。在四时中上应水星，它的疾病多发生在骨骼。在五音为羽，其成数为六，其嗅味为腐。

所以善于诊脉的医生，能够谨慎细心地审察五脏六腑的变化，了解其顺逆的情况，把逆从、阴阳、表里、雌雄的对应和联系纲目分明地加以归纳，并把这些精深的道理深深地记在心中。这些经验都是非常珍贵的东西因此，不要传给不适合的人，不是真正的医学理论也不要传授给人，这是医术的传授之道。

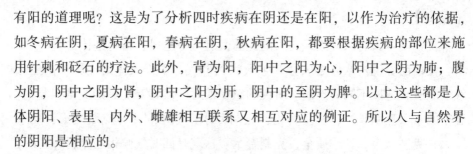

阴阳应象大论篇

【原文】

黄帝曰：阴阳者，天地之道也，万物之纲纪①，变化之父母，生杀之本始，神明之府也，治病必求于本。故积阳为天，积阴为地。阴静阳躁，阳生阴长，阳杀阴藏。阳化气，阴成形，寒极生热，热极生寒。寒气生浊，热气生清。清气在下，则生飧泄。浊气在上，则生䐜胀②。此阴阳反作，病之逆从也。

故清阳为天，浊阴为地。地气上为云，天气下为雨。雨出地气，云出天气。故清阳出上窍，浊阴出下窍。清阳发腠理，浊阴走五脏。清阳实四支，浊阴归六腑。

水为阴，火为阳。阳为气，阴为味。味归形，形归气。气归精，精归化。精食气，形食味。化生精，气生形。味伤形，气伤精。精化为气，气伤于味。

阴味出下窍，阳气出上窍。味厚者为阴，薄为阴之阳。气厚者为阳，薄为阳之阴。味厚则泄，薄则通。气薄则发泄，厚则发热。壮火之气衰，少火之气壮。壮火食气，气食少火。壮火散气，少火生气。气味，辛、甘发散为阳，酸、苦涌泄③为阴。

阴胜则阳病，阳胜则阴病。阳胜则热，阴胜则寒。重寒则热，重热则寒。寒伤形，热伤气。气伤痛，形伤肿。故先痛而后肿者，气伤形也；先肿而后痛者，形伤气也。风胜则动，热胜则肿，燥胜则干，寒胜则浮，湿胜则濡泻④。

天有四时五行，以生长收藏，以生寒暑燥湿风。人有五脏化五气，以生喜怒悲忧恐。故喜怒伤气，寒暑伤形；暴怒伤阴，暴喜伤阳。厥气上行，满脉去形。喜怒不节，寒暑过度，生乃不固。故重阴必阳，重阳必阴。

故曰：冬伤于寒，春必温病；春伤于风，夏生飧泄；夏伤于暑，秋必痎疟；秋伤于湿，冬生咳嗽。

帝曰：余闻上古圣人，论理人形，列别脏腑；端络经脉，会通六合⑤，各从其经；气穴所发，各有处名；谿谷⑥属骨，皆有所起；分部逆从，各有条理；四时阴阳，尽有经纪⑦。外内之应，皆有表里。其信然乎？

岐伯对曰：东方生风，风生木，木生酸，酸生肝，肝生筋，筋生心。肝主目。其在天为风，在地为木，在体为筋，在藏为肝，在色为苍，在音为角，在声为呼，在变动为握，在窍为目，在味为酸，在志为怒。怒伤肝，悲胜怒；风伤筋，燥胜风；酸伤筋，辛胜酸。

南方生热，热生火，火生苦，苦生心，心生血，血生脾。心主舌。其在天为热，在地为火，在体为脉，在脏为心，在色为赤，在音为徵，在声为笑，在变动为忧，在窍为舌，在味为苦，在志为喜。喜伤心，恐胜喜；热伤气，寒胜热；苦伤气，咸胜苦。

中央生湿，湿生土，土生甘，甘生脾，脾生肉，肉生肺。脾主口。其在天为湿，在地为土，在体为肉，在藏为脾，在色为黄，在音为宫，在声为歌，在变动为哕⑧，在窍为口，在味为甘，在志为思。思伤脾，怒胜思；湿伤肉，风胜湿；甘伤肉，酸胜甘。

西方生燥，燥生金，金生辛，辛生肺，肺生皮毛，皮毛生肾。肺主鼻。其在天为燥，在地为金，在体为皮毛，在脏为肺，在色为白，在音为商，在声为哭，在变动为咳，在窍为鼻，在味为辛，在志为忧。忧伤肺，喜胜忧；热伤皮毛，寒胜热；辛伤皮毛，苦胜辛。

北方生寒，寒生水，水生咸，咸生肾，肾生骨髓，髓生肝。肾主耳。其在天为寒，在地为水，在体为骨，在脏为肾，在色为黑，在音为羽，在声为呻，在变动为栗，在窍为耳，在味为咸，在志为恐。恐伤肾，思胜恐；寒伤血，燥胜寒；咸伤血，甘胜咸。

故曰：天地者，万物之上下也；阴阳者，血气之男女也；左右者，阴阳之道路也；水火者，阴阳之征兆也；阴阳者，万物之能始也。故曰：阴在内，阳之守也；阳在外，阴之使也。

帝曰：法阴阳奈何？

岐伯曰：阳胜则身热，腠理闭，喘粗为之俯仰。汗不出而热，齿干以烦冤，腹满死。能冬不能夏。阴胜则身寒，汗出，身常清，数栗而寒，寒则厥，厥则腹满死。能夏不能冬。此阴阳更胜之变，病之形能也。

帝曰：调此二者，奈何？

岐伯曰：能知七损八益⑨，则二者可调；不知用此，则早衰也。年四十，而阴气自半也，起居衰矣；年五十，体重，耳目不聪明矣；年六十，阴痿，气大衰，九窍不利，下虚上实，涕泣俱出矣。故曰：知之则强，不知则老，故同出而名异耳。智者察同，愚者察异。愚者不足，智者有余。有余则耳目聪明，身体轻强，老者复壮，壮者益治。是以圣人为无为之事，乐恬憺之能，从欲快志于虚无之守，故寿命无穷，与天地终。此圣人之治身也。

天不足西北，故西北方阴也，而人右耳目不如左明也。地不满东南，故东南方阳也，而人左手足不如右强也。

帝曰：何以然？

岐伯曰：东方阳也，阳者其精并于上，并于上则上明而下虚，故使耳目聪明而手足不便也。西方阴也，阴者其精并于下，并于下则下盛而上虚，故其耳目不聪明而手足便也。故俱感于邪，其在上则右甚，在下则左甚，此天地阴阳所不能全也，故邪居之。

故天有精，地有形。天有八纪⑩，地有五里⑪。故能为万物之父母。清阳上天，浊阴归地。是故天地之动静，神明为之纲纪。故能以生长收藏，终而复始。惟贤人上配天以养头，下象地以养足，中傍人事以养五脏。天气通于肺，地气通于嗌⑫，风气通于肝，雷气通于心，谷气通于脾，雨气通于肾。六经为川，肠胃为海，九窍为水注之气。以天地为之阴阳，人之汗，以天地之雨名之；人之气，以天地之疾风名之。暴气象

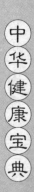

雷，逆气象阳。故治不法天之纪，不用地之理，则灾害至矣。

故邪风之至，疾如风雨，故善治者治皮毛，其次治肌肤，其次治筋脉，其次治六腑，其次治五脏。治五脏者，半死半生也。故天之邪气，感则害人五脏；水谷之寒热，感则害于六腑；地之湿气，感则害皮肉筋脉。

故善用针者，从阴引阳，从阳引阴。以右治左，以左治右。以我知彼，以表知里，以观过与不及之理。见微得过，用之不殆。

善诊者，察色按脉，先别阴阳。审清浊，而知部分；视喘息，听音声，而知所苦；观权衡规矩^⑬，而知病所主；按尺寸，观浮沉滑涩，而知病所生。以治无过，以诊则不失矣。

故曰：病之始起也，可刺而已；其盛，可待衰而已。故因其轻而扬之，因其重而减之，因其衰而彰之。形不足者，温之以气；精不足者，补之以味。其高者，因而越之；其下者，引而竭之；中满者，泻之于内；其有邪者，渍形以为汗；其在皮者，汗而发之；其慓悍者，按而收之；其实者，散而泻之。审其阴阳，以别柔刚。阳病治阴，阴病治阳。定其血气，各守其乡，血实宜决之，气虚宜掣引之。

【注释】

①纲纪：总的为纲，分支为纪。②䐜（chēn）胀：胸膈间胀闷。③涌泄：吐泻。④濡泻：泄泻。⑤六合：十二经分为六个表里关系，如少阴与太阳合，太阴与阳明合，厥阴与少阳合，手足各三，共成六合。⑥豀谷：肉的大会为谷，小会为豀，分肉之间，是豀谷之会。本篇所说的豀谷，是指骨骼之间的连属部位。⑦经纪：当规律讲。⑧哕（yuě）：气逆而口发音，有声无物称为哕，俗谓干哕。⑨七损八益：就是上古天真论中所说的女子七七中的五七至七七为三损，男子八八中的五八至八八为四损，合为七损；女子一七至四七为四益，男子一八至四八为四益，合为八益。七损八益是说明男女在生理发育中的盛衰时期。⑩八纪：即八节，为立春、春分、立夏、夏至、立秋、秋分、立冬、冬至。⑪五里：古"里"与"理"通用，即五行的条理。⑫嗌（yì）：食道的上口。⑬权衡规矩：象征着冬石（权）、秋毛（衡）、春弦（规）、夏洪（矩）的四时脉象。

【译文】

黄帝说：所谓的阴阳，是天地的规律，万物运转的纲领，是所有事物演变的根源，是万物生长消亡的根本，是万物生发的力量之源，因此，医治病患，必须求得病情变化的根本。清阳之气聚于上，而成为天，浊阴之气积于下，而成为地。阴是比较静止的，阳是比较躁动的；阳主生成，阴主成长；阳主肃杀，阴主收藏。阳能化生力量，阴能构成形体，寒到极点会生热，热到极点会生寒。寒气能产生浊阴，热气能产生清阳。清阳之气居下而不升，就会发生泄泻之病。浊阴之气居上而不降，就会发生胀满之病。这就是阴阳的正常运作和反常变化，因此疾病也就有逆症和顺症的分别。

所以天地的清阳之气上升为天，浊阴之气下降为地。地气蒸发上升为云，天气凝聚下降为雨。雨是地气上升之云转变而成的，云是天气蒸发水气而成的。人体的变化也是这样，清阳之气出于上窍，浊阴之气出于下窍。清阳发泄于腠理，浊阴内注于五脏。清阳充实于四肢，浊阴内走于六腑。

水属阴，火属阳。阳是气，阴是味。就人体来说，功能属阳，食物属阴，食物可以滋养形体，而形体的生成又要仰赖气化的功能。功能是由精所产生的，也就是精可以化生功能。而精又是由气化而产生的，因此形体的滋养全靠食物。食物经过生化作用而产生精，再经过气化作用滋养形体。如果饮食不节，反会损伤形体，机能活动太过，亦可以使精气耗伤。精可以产生功能，但功能也会因为饮食不节而受到损伤。

味属于阴，所以趋向下窍；气属于阳，所以趋向上窍。味厚的属纯阴，味薄的属于阴中之阳。气厚的属纯阳，气薄的属于阳中之阴。味厚的有泻下的作用，味薄的有疏通的作用。气薄的能向外发泄，气厚的能助阳生热。阳气太过，能使元气衰弱；阳气稍弱，能使元气旺盛。因为过度亢奋的阳气会损害元气，而元气却依赖稍弱的阳气。所以过度旺盛的阳气会耗散元气，稍弱的阳气能增强元气。凡气味辛甘而有发散功用的，属于阳，气味酸苦而有涌泄功用的，属于阴。

人体内的阴阳是相对平衡的。如果阴气偏胜，则阳气受损而为病；阳气偏胜，则阴气耗损而为病。阳偏胜则表现为热性病症，阴偏胜则表现为寒性病症。寒到极点，会表现热象；热到极点，会表现寒象。寒能伤形体，

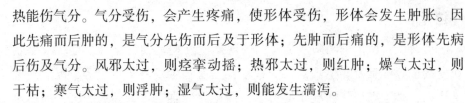

热能伤气分。气分受伤，会产生疼痛，使形体受伤，形体会发生肿胀。因此先痛而后肿的，是气分先伤而后及于形体；先肿而后痛的，是形体先病后伤及气分。风邪太过，则痉挛动摇；热邪太过，则红肿；燥气太过，则干枯；寒气太过，则浮肿；湿气太过，则能发生濡泻。

宇宙的变化，有春、夏、秋、冬四时的交替，有木、火、土、金、水五行的变化，因此，产生寒、暑、燥、湿、风的气候，它影响了自然界的万物，形成生、长、化、收、藏的规律。人有肝、心、脾、肺、肾五脏，五脏之气化生五志，产生了喜、怒、悲、忧、恐五种不同的情志活动。喜怒等情绪变化可以伤气，寒暑外侵可以伤形；突然大怒，会损伤阴气；突然大喜，会损伤阳气。气逆上行，充满经脉，则神气浮越，离形体而去。而喜怒不加以节制，寒暑不善于调适，生命就不能稳固。所以阴极可以转化为阳，阳极可以转化为阴。

所以说：冬季受了寒气的伤害，春天就容易发生温病；春天受了风气的伤害，夏季就容易发生飧泄；夏季受了暑气的伤害，秋天就容易发生疟疾；秋季受了湿气的伤害，冬天就容易发生咳嗽。

黄帝问道：我听说上古时代的圣人，讲求人体的形态，分辨内在的脏腑；了解经脉的分布，交会、贯通有六合，各依其经之循行路线；气穴之处，各有名称；肌肉空隙以及关节，各有其起点；分属部位或逆或顺，各有条理；与天之四时阴阳，都有经纬纪纲。外面的环境与人体内部相关联，都有表有里。这些说法是否是真的？

岐伯回答说：春主东方，阳气这时上扬而日暖风和，然后草木生发，木气能生酸味，酸味能滋养肝气，肝气又能滋养筋，筋膜柔和则又能生养于心。肝气关联于目。它在天为六气中的风，在地为五行中的木，在人体为筋，在五脏为肝，在五色为苍，在五音为角，在五声为呼，在人体的变动中为握，在七窍为目，在五味为酸，在情志的变动为怒。怒气能伤肝，悲能够抑制怒；风气能伤筋，燥能够抑制风；过食酸味能伤筋，辛味能抑制酸味。

南方应夏，阳气盛而生热，热甚则生火，火气能产生苦味，苦味能滋长心气，心气能化生血气，血气充足，则又能生脾。心气关联于舌。它的变化在天为热气，在地为火气，在人体为血脉，在五脏为心，在五色为赤，在五音为徵，在五声为笑，在人体的变动中为忧，在窍为舌，在五味为苦，在情志的变动为喜。喜能伤心，以恐惧抑制喜；热能伤气，以寒气抑制热；苦味能伤气，咸味能抑制苦味。

中央应长夏，长夏生湿，湿与土气相应，土气能产生甘味，甘味能滋养脾气，脾气能滋养肌肉，肌肉丰满，则又能养肺。脾气关联于口。它的变化在天为湿气，在地为土气，在人体为肌肉，在五脏为脾，在五色为黄，在五音为宫，在五声为歌，在人体的变动中为干哕，在窍为口，在五味为甘，在情志的变动为思。思虑伤脾，以怒气抑制思虑；湿气能伤肌肉，以风气抑制湿气；甘味能伤肌肉，酸味能抑制甘味。

西方应秋，秋天天气急而生燥，燥与金气相应，金能产生辛味，辛味能滋养肺气，肺气能滋养皮毛，皮毛润泽则又能养肾。肺气关联于鼻。它的变化在天为燥气，在地为金气，在人体为皮毛，在五脏为肺，在五色为白，在五音为商，在五声为哭，在人体的变动中为咳，在窍为鼻，在五味为辛，在情志的变动为忧。忧能伤肺，以喜抑制忧；热能伤皮毛，寒能抑制热；辛味能伤皮毛，苦味能抑制辛味。

北方应冬，冬天生寒，寒气与水气相应，水气能产生咸味，咸味能滋养肾气，肾气能滋长骨髓，骨髓充实，则又能养肝。肾气关联于耳。它的变化在天为寒气，在地为水气，在人体为骨髓，在五脏为肾，在五色为黑，在五音为羽，在五声为呻，在人体的变动中为战栗，在窍为耳，在五味为咸，在情志的变动为恐。恐能伤肾，思能够抑制恐；寒能伤血，燥能够抑制寒；咸味能伤血，甘味能抑制咸味。

所以说：天地是在万物的上下；阴阳如血气，为形成男女的根源；左右为阴阳运行不息的道路；水火，是阴阳的象征；阴阳，是万物生长的原始能量。所以说：阴阳是互相为用的，阴在内，为阳之镇守；阳在外，为阴之役使。

黄帝道：阴阳的法则怎样运用于医学上呢？

岐伯回答说：如阳气太过，则身体发热，腠理紧闭，气粗喘促，呼吸困难，身体亦为之俯仰摆动。无汗发热，牙齿干燥，烦闷，如见腹部胀满则为死症。这是属于阳性之病，所以冬天尚能支持，夏天就不能耐受了。阴气盛则身发寒而汗多，或身体常觉冷而不时战栗发寒，甚至手足厥逆，

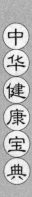

如见手足厥逆而腹部胀满的则为死症。这是属于阴性的病，所以夏天尚能支持，冬天就不能耐受了。这就是阴阳偏胜所引发的病症。

黄帝问道：那么怎样调摄体内的阴阳呢？

岐伯说：如果懂得了七损八益的养生之道，则人身的阴阳就可以调摄；如果不懂得这些道理，就会产生早衰现象。一般的人，年到四十，阴气已经自然地衰减一半了，其起居动作，亦渐渐衰退；到了五十岁，觉得身体沉重，耳目也不够聪明了；到了六十岁，阴气痿弱，肾气大衰，九窍不能通利，出现下虚上实的现象，常常会流眼泪和鼻涕。所以说：知道调摄的人身体就强健，不知道调摄的人身体就容易衰老，本来是同样的身体，结果却出现了强弱两种不同的情况。懂得养生之道的人，在健康时就注意调养；不懂得养生之道的人，生病了才会去调养。不善于调摄的人，常感不足，而重视调摄的人，就常能有余。有余则耳目聪明，身体轻强，即使已经年老，亦可以身体强壮，当然本来强壮的就更健康了。所以圣人不做勉强的事情，不胡思乱想，有乐观、愉快的意趣，常使心态平和，保持着安逸的生活，就能够使自己的寿命达到一个理想的年龄。这些都是前人养生的宝贵经验。

天气在西北方不足，所以西北方属阴，而人的右耳也不及左耳灵敏。地气在东南方不满，所以东南方属阳，而人的左手足也不及右边的强。

黄帝问道：这是什么道理？

岐伯说：东方属阳，阳气的精华聚集在上部，上部就旺盛了，下部就会虚弱了，因此会出现耳聪目明，而手足不便利的情况。西方属阴，阴气的精华聚集在下部，下部就旺盛了，上部就会虚弱了，所以就会出现耳不聪、目不明，而手足却仍旧便利的情况。所以，左右同样感受了外邪，但在上部则身体的右侧较重，在下部则身体的左侧较重，这是天地阴阳之所不能全的，而人身亦有阴阳左右之不同，因此邪气就能乘虚而留居了。

因此才说天有精气，地有形体。天有八节之纲纪，地有五方之布局的道理。因此天地是万物生长的根本。无形的清阳上升于天，有形的浊阴下归于地。所以天地的运动与静止，是由阴阳的神妙变化为纲纪的。也能使万物春生、夏长、秋收、冬藏，周而复始，循环不休。懂得这些道理的人，他把人体上部的头来对应天，下部的足来对应地，中部的五脏来对应人事以调养身体。天的轻清之气通于肺，地的水谷之气通于嗌，风气通于肝，

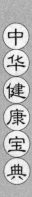

雷气通于心，谷之气通于脾，雨气通于肾。六经犹如河流，肠胃犹如大海，上下九窍以水津之、以气贯注。如以天地来比喻人体的阴阳，则阳气发泄的汗，像天下的雨；人体的阳气，像天地疾风。人的暴怒之气，像天有雷霆；逆上之气，像炙热的火。因此修身养性假如不取法于天地，那么疾病就要发生了。

因此，外感致病因素伤害人体，急如疾风骤雨，所以善于治病的医生，于邪在皮毛的时候，就给予治疗；技术较差的，至邪在肌肤才治疗；更差的，至邪在六腑甚至五脏才治疗。假如病邪传入五脏，就非常严重了，这时的治疗就如同生死各半，难以料定。因此自然界中的邪气，侵袭了人体就会伤害五脏；饮食之或寒或热，就会损害人的六腑；地之湿气，感受了就能损害皮肉筋脉。

所以善于运用针法的，病在阳，从阴以诱导之，病在阴，从阳以诱导之。取右边以治疗左边的病，取左边以治疗右边的病。以自己的正常状态来比较病人的异常状态，以在表的症状，了解里面的病变，并且判断太过或不及的缘由，就能在疾病初起的时候，便知道病邪之所在，此时进行治疗，不致使病情发展到危险的地步。

因此那些高明、富有经验的医生，都要先去诊察病人的脸色和经脉，察看病症属阴属阳。审察浮络的五色清浊，从而知道病的部位；观察呼吸，听病人发出的声音，可以得知病人的痛苦为何；诊察四时的脉象，来分析是哪一个脏腑的病；诊察寸口的脉，从它的浮、沉、滑、涩来了解疾病产生的原因。这样在诊断上就不会有差错，治疗也没有过失了。

因此说：在疾病刚刚萌芽的时候，可用刺法而愈；其病势正盛时，必须待病势稍微衰退，然后刺之而愈。因此病轻的，使用发散轻扬之法治之；病重的，使用消减之法治之；其气血衰弱的，应用补益之法治之。形体虚弱的，当温补其气；精气不足的，当补之以厚味。如病在上的，可用吐法；病在下的，可用疏导之法；病在中为胀满的，可用泻下之法；其邪在外表，可用汤药浸渍以使其出汗；邪在皮肤，可用发汗之法使其外泄；病势急暴的，可用抑收法；实证，则用散法或泻法。观察病的阴阳，以辨别其刚柔。阳病应当治阴，阴病应当治阳。要辨明气分与血分，使其不相互紊乱，血病最好采用泄血的方法，气病则可以采用导引的办法来解决。

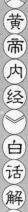

灵兰秘典论篇

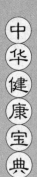

中华健康宝典

【原文】

黄帝问曰：愿闻十二脏之相使，贵贱何如?

岐伯对曰：悉乎哉问也! 请遂言之。心者，君主之官也，神明出焉。肺者，相傅①之官，治节出焉。肝者，将军之官，谋虑出焉。胆者，中正之官，决断出焉。膻中②者，臣使之官，喜乐出焉。脾胃者，仓廪之官，五味出焉。大肠者，传道③之官，变化出焉。小肠者，受盛之官，化物出焉。肾者，作强之官④，伎巧出焉。三焦者，决渎⑤之官，水道出焉。膀胱者，州都之官，津液藏焉，气化则能出矣。凡此十二官者，不得相失也。故主明则下安，以此养生则寿，殁世不殆，以为天下则大昌。主不明则十二官危，使道闭塞而不通，形乃大伤，以此养生则殃，以为天下者，其宗大危，戒之戒之! 至道在微，变化无穷，孰知其原? 窘⑥乎哉! 消⑦者瞿瞿⑧，孰知其要? 闵闵⑨之当，孰者为良? 恍惚⑩之数，生于毫氂，毫氂之数，起于度量，千之万之，可以益大，推之大之，其形乃制。

黄帝曰：善哉! 余闻精光之道，大圣之业。而宣明大道，非斋戒择吉日，不敢受也。

黄帝乃择吉日良兆，而藏灵兰之室，以传保焉。

【注释】

①相傅：就是古代宰相。②膻中：有两个意义，广义的指胸腔，狭义的指心包。③传道："道"与"导"同，即传导糟粕的意思。④作强之官：肾

是人的先天之本，所以肾气充实，则身体强健，因而叫作"作强之官"。⑤决渎：疏通水道。⑥窘：困难的意思。⑦消：消瘦。⑧瞿瞿：惊疑的样子。⑨闵闵：忧愁的样子。⑩恍惚：就是最微小的物体。

【译文】

黄帝问道：希望你给我讲一讲，一个人的五脏六腑之间是什么关系，它们真的有贵贱之分吗？

岐伯回答说：你问得真详细啊！我现在就给你谈一谈这个问题。心，主宰全身，是君主之官，人的精神意识、思维活动都由此而出。肺，是相傅之官，犹如宰相辅佐着君主，因主一身之气而调节全身的活动。肝，主怒，像将军一样勇武，称为将军之官，谋略由此而出。胆，为清净之府，有决断能力。膻中，维护着心而接受其命令，是臣使之官，心志的喜乐，靠它传达出来。脾和胃司饮食的受纳和布化，是仓廪之官，五谷靠它们的作用而得以消化、吸收和运输，五味转化为营养，都由它来产生。大肠是传导之官，它能传送食物的糟粕，使其变为粪便排出体外。小肠是受盛之官，它承受胃中下行的食物而进一步分化清浊。肾，是作强之官，它能够使人产生力量而产生各种技巧。三焦，是决渎之官，它能够通行水道。膀胱是州都之官，蓄藏津液，通过气化作用，方能排除尿液。以上这十二官，虽各有分工，但其作用应该协调而无法相互脱节。因此君主如果明智顺达，则下属也会安定正常，用这样的道理来养生，就可以使人长寿，终生不会发生危殆，用来治理天下，就会使国家昌盛繁荣。君主如果不明智顺达，那么，包括其本身在内的十二官就都要发生危险，各器官发挥正常作用的途径闭塞不通，形体就要受到严重伤害。在这种情况下，谈养生续命是不可能的，只会面临巨大的灾难，使生命早早夭折。如同这个道理一样，假如让一个昏君统治天下，当然是会百姓遭殃、政权不稳定的，这是国家治理者必须认真谨慎的事情！医术至深的道理是微妙难测的，其变化也没有穷尽，谁能清楚地知道它的本源呢？实在是困难得很呀！有人一天天消瘦，让人惊疑不已，但有谁明白为什么会这样？纵使十分担心自己的健康，但是有谁知道应该怎么做呢？那似有若无的东西，都是从极其微小开始的，虽然微小也是可以度量的，千万倍地积累扩大，逐渐发展成为各种明显的现象。疾病的发展亦是如此。

黄帝说：真是有幸啊！我知道了这些让人心慧智明的理论和圣人的学问事业。面对这些富有意义的道理和宏论，不经过斋戒静心，选择良辰吉日，就不能接受。

黄帝于是立即选择最好的日子，将这些宝贵的资料和心得放到灵台兰室用心收藏，以备后世流传和实践。

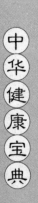

六节脏象论篇

【原文】

黄帝问曰：余闻天以六六之节，以成一岁，地以九九制会，计人亦有三百六十五节以为天地，久矣。不知其所谓也?

岐伯对曰：昭乎哉问也! 请遂言之。夫六六之节，九九制会者，所以正天之度，气之数也。天度者，所以制日月之行也，气数者，所以纪化生之用也。天为阳，地为阴；日为阳，月为阴。行有分纪，周有道理。日行一度，月行十三度而有奇①焉。故大小月三百六十五日而成岁，积气余而盈闰矣。立端于始，表正于中，推余于终，而天度毕矣。

帝曰：余已闻天度矣，愿闻气数，何以合之?

岐伯曰：天以六六为节，地以九九制会。天有十日，日六竟而周甲，甲六复而终岁，三百六十日法也。夫自古通天者，生之本，本于阴阳。其气九州、九窍，皆通乎天气。故其生五，其气三。三而成天，三而成地，三而成人，三而三之，合则为九，九分为九野，九野为九脏，故形脏四，神脏五，合为九脏以应之也。

帝曰：余已闻六六九九之会也，夫子言积气盈闰，愿闻何谓气? 请夫子发蒙解惑焉!

岐伯曰：此上帝所秘，先师传之也。

帝曰：请遂闻之。

岐伯曰：五日谓之候，三候谓之气；六气谓之时，四时谓之岁。而各从其主治焉。五运相袭，而皆治之；终期②之日，周而复始。时立气布，如环无端，候亦同法。故曰：不知年之所加，气之盛衰，虚实之所

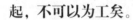

起，不可以为工矣。

帝曰：五运终始，如环无端，其太过不及何如？

岐伯曰：五气更立，各有所胜，盛虚之变，此其常也。

帝曰：平气何如？

岐伯曰：无过者也。

帝曰：太过不及奈何？

岐伯曰：在经有也。

帝曰：何谓所胜？

岐伯曰：春胜长夏，长夏胜冬，冬胜夏，夏胜秋，秋胜春。所谓得五行时之胜，各以其气命其脏。

帝曰：何以知其胜？

岐伯曰：求其至也，皆归始春。未至而至，此谓太过。则薄所不胜，而乘所胜也，命曰气淫。至而不至，此谓不及。则所胜妄行，而所生受病，所不胜薄之也，命曰气迫。所谓求其至者，气至之时也，谨候其时，气可与期。失时反候，五治不分，邪僻内生，工不能禁也。

帝曰：有不袭乎？

岐伯曰：苍天之气，不得无常也。气之不袭，是谓非常，非常则变矣。

帝曰：非常而变，奈何？

岐伯曰：变至则病。所胜则微，所不胜则甚。因而重感于邪则死矣。故非其时则微，当其时则甚也。

帝曰：善！余闻气合而有形，因变以正名，天地之运，阴阳之化，其于万物，孰少孰多，可得闻乎？

岐伯曰：悉乎哉问也！天至广不可度，地至大不可量，大神灵问，请陈其方。草生五色，五色之变，不可胜视；草生五味，五味之美，不可胜极。嗜欲不同，各有所通。天食人以五气，地食人以五味。五气入鼻，藏于心肺，上使五色修明，音声能彰；五味入口，藏于肠胃，味有所藏，以养五气。气和而生，津液相成，神乃自生。

帝曰：脏象何如？

岐伯曰：心者，生之本，神之处也；其华在面，其充在血脉，为阳中之太阳，通于夏气。肺者，气之本，魄之处也；其华在毛，其充在皮，为阳中之太阴，通于秋气。肾者，主蛰，封藏之本，精之处也；其华在发，其充在骨，为阴中之太阴，通于冬气。肝者，罢③极之本，魂之居也；其华在爪，其充在筋，以生血气，其味酸，其色苍，此为阴中之少阳，通于春气。脾者，仓廪之本，营之居也；其华在唇四白，其充在肌，此至阴之类，通于土气。胃、大肠、小肠、三焦、膀胱，名曰器，能化糟粕，转味而出入者也。凡十一脏取决于胆也。

故人迎一盛，病在少阳，二盛病在太阳，三盛病在阳明，四盛已④上为格阳。寸口一盛，病在厥阴，二盛病在少阴，三盛病在太阴，四盛已上为关阴。人迎与寸口俱盛四倍已上为关格，关格之脉赢⑤，不能极于天地之精气，则死矣。

【注释】

①奇（jī）：当单数讲，在本篇当余数讲。②期（jī）：一周年。③罢（pí）：当疲劳讲。④已：通"以"。⑤赢：古与"盈"通用，当盛极讲。

【译文】

黄帝问道：我听说过天体的运行是以六个甲子构成一年的，地则以九九极数的变化来配合天道，况且人也有三百六十五穴，这正好与天地相合，这种认识，已听到很久了。不知其中有什么道理呢？

岐伯答道：你提的问题很高明啊！请让我就此问题谈谈看法。六六之节和九九制会，是用来确定天度和气数的。天度，是计算日月行程的；气数，是标志万物生生不息的。天属阳，地属阴；日属阳，月属阴。它们的运行有一定的部位和秩序，其循环也有一定的规律。每一昼夜，日行一度，月行十三度有余。所以大月、小月合起来三百六十五天成一年，由于月份的不足、节气有盈余，产生了闰月。确定了岁首冬至并以此为开始，用圭表的日影校正时令节气，随着日月的运行推算节气的盈余，直到岁尾，整个天度的变化就可以完全计算出来了。

黄帝说：我已经明白了天度，还想知道，气数是怎样与天度配合的？

岐伯说：天以六六为节度，地以九九之法配合天道。天有十干，代表十日，十干循环六次而成一个周甲，周甲重复六次而一年终了，这是三百六十日的计算方法。自古以来，都以天气为生命的根本，而这个根本不外乎天之阴阳。地的九州，人的九窍，都与天气相通。天衍生五行，而阴阳又依盛衰消长各分为三。三气合而成天，三气合而成地，三气合而成人，三三而合成九气，在地分为九野，在人体分为九脏，即形脏四，神脏五，合成九脏，以应天气。

黄帝说：我已经明白了六六、九九配合的道理，先生说气的盈余积累成为闰月，我想听你讲一下那是什么气呢？请你来启发我的蒙昧，解我的疑惑！

岐伯说：这是上帝秘而不宣的理论，先师传授给我的。

黄帝说：就请全部讲给我听吧。

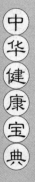

岐伯说：五日称为候，三候称为气；六气称为时，四时称为岁。一年四时，各随其五行的配合而分别当旺。木、火、土、金、水五行随时间的变化而传递承袭，各有当旺之时；到一年终结时，再从头开始循环。一年分立四时，四时分布节气，逐步推移，如环无端，节气中再分候，也是这样推移下去。所以说，不知当年气的盛衰、虚实的起因等情况，就不能做个好医生。

黄帝说：五行的推移，周而复始，如环无端，它的太过与不及是怎样的呢？

岐伯说：五行之气更迭主时，互有胜克，从而有盛衰的变化，这是正常的现象。

黄帝说：平气是怎样的呢？

岐伯说：就是没有太过和不及。

黄帝说：太过和不及的情况是怎样的呢？

岐伯说：这些情况在经书中已有记载。

黄帝说：什么叫作所胜？

岐伯说：春胜长夏，长夏胜冬，冬胜夏，夏胜秋，秋胜春，这就是时令依循五行规律互相胜负的情况。同时，时令又依其五行之气的属性分别影响各脏。

黄帝说：怎样知道它们之间的相胜情况呢？

岐伯说：首先要推求气候到来的时间，一般从立春开始向下推算。如果时令未到而气候先期来到，称为太过。某气太过就会侵侮所不胜之气，欺凌其所胜之气，这就叫作气淫。时令已到而气候未到，称为不及。某气不及，则其所胜之气因缺乏制约而妄行，其所生之气因缺乏资助而困弱，其所不胜则更会加以侵迫，这就叫作气迫。所谓求其至，就是要根据时令推求气候到来的早晚，要谨慎地等候时令的变化，气候的到来是可以预期的。如果搞错了时令或违反了时令与气候相合的关系，以至于分不出五行之气当旺的时间，那么，当邪气内扰，病及于人的时候，好的医生也不能控制了。

黄帝说：五行之气有不相承袭的吗？

岐伯说：天的五行之气，在四时中的分布不能没有常规。如果五行之气不按规律依次相承，就是反常的现象，反常就会变而为害。

黄帝说：反常变而为害，又是怎样的呢？

岐伯说：这会使人发生疾病。如在某一时令出现反常的气候，为当旺之气之所胜者，则其病轻微，若为当旺之气之所不胜者，则其病深重。而若同时感受了其他邪气，就会造成死亡。因此反常气候的出现，不在其所克制的某气当旺之时令，病就轻微，若恰在其所克制的某气当旺之时令发病，则病深重。

黄帝说：好！我听说由于天地之气的化合而有万物的形体，又由于其变化多端以至万物形态存在差异而定有不同的名称，天地的气运，阴阳的变化，它们对于万物的生成，就其作用而言，哪个多，哪个少，可以听你讲一讲吗？

岐伯说：问得实在详细呀！天极其广阔，不可测度，地极其博大，也很难计量，既然你提出如此深奥的道理，就请让我陈述一下其中的道理吧。草木显现五色，而五色的变化是看也看不尽的；草木产生五味，而五味的醇美，是尝也尝不完的。人的嗜欲各异，对色和味的嗜好就不一样。天供给人们以五气，地供给人们以五味。五气由鼻吸入，储藏于心肺，其气上升，使面部的五色明润，声音洪亮；五味入于口中，储藏于肠胃，经消化吸收，五味精微内注五脏以养五脏之气。脏气和谐而保有生化机能，津液随之生成，神气也就在此基础上自然产生了。

黄帝说：脏象是怎样的呢？

岐伯说：心，是生命的根本，为神所居之处；其荣华表现于面部，其充养的组织在血脉，为阳中的太阳，与夏气相通。肺，是气的根本，为魄所居之处；其荣华表现在毫毛，其充养的组织在皮肤，是阳中的太阴，与秋气相通。肾，主蛰伏，是封藏的根本，为精所居之处；其荣华表现在头发，其充养的组织在骨，为阴中之太阴，与冬气相通。肝，是四肢之本，为魂所居之处；其荣华表现在爪甲，其充养的组织在筋，可以生养血气，其味酸，其色苍青，为阴中之少阳，与春气相通。脾，是仓廪之本，为营气所居之处；其荣华在口唇四旁的白肉，其充养的组织在肌肉，其味甘，其色黄，属于至阴之类，与土气相通。胃、大肠、小肠、三焦、膀胱，因其功能像是盛贮食物的器皿，故称为器，它们能吸收水谷精微，排泄糟粕，管理饮食五味的转化、吸收和排泄。以上十一脏功能的发挥，都取决于胆气的升发。

人迎脉大于平时一倍，病在少阳，大两倍，病在太阳，大三倍，病在阳明，大四倍以上，为阳气太过，阴无以通，是为格阳。寸口脉大于平时一倍，病在厥阴，大两倍，病在少阴，大三倍，病在太阴，大四倍以上，为阴气太过，阳无以交，是为关阴。若人迎脉与寸口脉俱大于常时四倍以上，为阴阳气俱盛，不得相荣，是为关格，关格之脉盈盛太过，标志着阴阳极亢，也就失去了天地阴阳精气的平衡，这样的生命肯定不长久。

中华健康宝典

五脏别论篇

【原文】

黄帝问曰：余闻方士^①，或以脑髓为脏，或以肠胃为脏，或以为腑。敢问更相反，皆自谓是，不知其道，愿闻其说。

岐伯对曰：脑、髓、骨、脉、胆、女子胞，此六者，地气之所生也，皆藏于阴而象于地，故藏而不泻，名曰奇恒之腑^②。夫胃、大肠、小肠、三焦、膀胱，此五者，天气之所生也，其气象天，故泻而不藏，此受五脏浊气，名曰传化之腑。此不能久留，输泻者也。魄门^③亦为六腑，使水谷不得久藏。所谓五脏者，藏精气而不泻也，故满而不能实。六腑者，传化物而不藏，故实而不能满也。水谷入口，则胃实而肠虚；食下，则肠实而胃虚，故曰实而不满。

帝曰：气口何以独为五脏主？

岐伯曰：胃者，水谷之海，六腑之大源也。五味入口，藏于胃，以养五脏气。气口亦太阴也，是以五脏六腑之气味，皆出于胃，变见于气口。故五气入鼻，藏于肺，肺有病，而鼻为之不利也。凡治病，必察其下，适其脉，观其志意，与其病也。拘于鬼神者，不可与言至德；恶于针石者，不可与言至巧；病不许治者，病必不治，治之无功矣。

【注释】

①方士：懂得方术的人，在本文中说的是医生。②奇恒之腑：就是异于恒常之腑。由于脑、髓、骨、脉、胆、女子胞，此六者在作用上是藏精气以濡养机体而不泄于体外的，它们的功能不同于传化之腑的转化而不藏，因此叫作奇恒之腑。③魄门：古"魄"与"粕"通用，魄门就是肛门。

【译文】

黄帝问道：我听说在医药界的人士当中，有人以脑髓为脏，有人以肠胃为脏，也有的把这些都称为腑。如果向他们提出相反的意见，他们都坚持自己的看法，不知哪种理论是对的，希望你谈一谈这个问题。

岐伯回答说：脑、髓、骨、脉、胆、女子胞，这六种是秉承地气而生的，就像大地包藏万物一样，所以它们的作用是藏而不泻，叫作奇恒之腑。胃、大肠、小肠、三焦、膀胱，这五者是秉承天气所生的，它们的作用像天一样健运周转，所以是泻而不藏的，它们受纳五脏的浊气，所以称为传化之腑。这是因为它们受纳水谷浊气之后不能久停其间，必须及时传输和排泄。此外，肛门也为六腑，这样，水谷的糟粕就不会久留于体内了。所谓五脏，它们的功能是储藏精气而不向外发泻的，因而它们是经常保持精神饱满，而不是一时地得到充实的。六腑，它们的功能是将水谷加以传化，而不是加以储藏，所以它们有时显得充实，但却不能永远保持盛满。水谷入口下行，胃充实了，但肠中还是空虚的；食物再下行，肠充实了，而胃中就空虚了，这样依次传递。所以说六腑是一时的充实，而不是持续的盛满。

黄帝问道：按照道理，十二经脉的脉动部位有不少，可是为什么只有从气口脉才能够看清五脏的病变呢？

岐伯说：通常说胃是水谷之海，它装着人的饮食，为六腑的源泉。饮食五味入口，留在胃中，经脾的运化输转，而能充养五脏。气口为手太阴肺经经过之处，也属太阴经脉，主朝百脉，所以五脏六腑的水谷精微，都是出自胃、反映于气口的。而五气入鼻，藏留于肺，所以肺有了病变，则鼻为之不利。凡治病并观察其二便的情况，审视其脉候的虚实，查看其精神的状态以及病情。对那些信守鬼神迷信观念的人，是不能与其谈论至深的医学理论的；对那些讨厌针石治疗的人，也不可能和他们讲什么医疗技巧；同样，那些有了病却不愿意治疗的人，其病也是无法治疗的，就是去治疗，也不会有效果。

异法方宜论篇

【原文】

黄帝问曰：医之治病也，一病而治各不同，皆愈，何也?

岐伯对曰：地势使然也。故东方之域，天地之所始生也，鱼盐之地。海滨傍水，其民食鱼而嗜咸，皆安其处，美其食。鱼者使人热中，盐者胜血^①。故其民皆黑色疏理，其病皆为痈疡。其治宜砭石^②，故砭石者，亦从东方来。

西方者，金玉之域，沙石之处，天地之所收引也。其民陵居^③而多风，水土刚强。其民不衣而褐荐^④，华食而脂肥，故邪不能伤其形体，其病生于内。其治宜毒药，故毒药者，亦从西方来。

北方者，天地所闭藏之域也。其地高陵居，风寒冰冽。其民乐野处而乳食，脏寒生满病。其治宜灸焫^⑤，故灸焫者，亦从北方来。

南方者，天地之所长养，阳之所盛处也。其地下，水土弱，雾露之所聚也。其民嗜酸而食胕^⑥，故其民皆致理而赤色，其病挛痹。其治宜微针^⑦，故九针^⑧者，亦从南方来。

中央者，其地平以湿，天地所以生万物也众。其民食杂而不劳，故其病多痿厥寒热。其治宜导引按跷，故导引按跷者，亦从中央出也。

故圣人杂合以治，各得其所宜，故治所以异而病皆愈者，得病之情，知治之大体也。

【注释】

①盐者胜血：这是说盐之味咸，咸为肾味，多食咸就能益肾水而制心火，心主血脉，所以说盐能胜血。②砭石：古人用以刺病处的一种石类医疗

器械，其作用相当于现在针灸疗法中的刺法。③陵居：依山陵而居，可能就是现在我国西北一带居民所住的窑洞。④褐荐：指穿毛布衣服、用草席的习惯。褐，毛布。荐，草席。⑤灸焫（ruò）：以艾灼烧皮肤治病，就是现在的灸法。⑥胕（fǔ）：经过人工制成的、糜烂的鱼肉类食物。⑦微针：就是现在针灸疗法中所使用的毫针。⑧九针：针刺疗法所常备的九种针。

【译文】

黄帝问道：对于同样的一种病，不同的医生有不同的治疗方法，但结果都能治愈，这是什么道理？

岐伯回答说：这是因为地理形式不同，而治法各有所宜。例如东方得天地始生之气，气候温和，是出产鱼和盐的地方。由于地处海滨而接近于水，因此该地的人多吃鱼类而喜欢咸味，他们安居在这个地方，以鱼、盐为美食。但由于多吃鱼类，鱼性属火，会使人热积于内，过多吃盐，因为咸能伤血，又会耗伤血液。所以该地的人们，大都皮肤色黑，肌理松疏，该地多发痈疡之类的疾病。对其治疗，大都宜用砭石刺法，因此，砭石的治病方法是从东方传来的。

西方地区，盛产金玉，遍地砂石，这里的自然环境，如秋令之气，有一种收敛之象。该地的人，依山陵而住，其地多风，水土的性质又属刚强。而他们对衣服不甚考究，穿毛布、睡草席，但饮食都是鲜美的酥酪、骨肉之类，因此体肥，外邪不容易侵犯他们的形体，他们发病，大都属于内伤类疾病。对其治疗，宜用药物，因此药物疗法是从西方传来的。

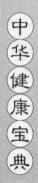

北方地区，自然气候如同冬天的闭藏气象。地势较高，人们住在山上，经常处在风寒冰冽的环境中。该地的人，喜好游牧生活，常常住在野地里，吃的是牛、羊的乳汁，因此内脏受寒，易生胀满的疾病。对其治疗，宜用艾火灸灼，因此艾火灸灼的治疗方法是从北方传来的。

南方地区，有适宜自然界万物长养的气候，是阳气最盛的地方。地势低下，水土薄弱，因此雾露经常聚集。该地的人们，喜欢吃酸类和腐熟的食品，其皮肤腠理致密而带红色，易发生筋脉拘急、麻木不仁等疾病。对其治疗，宜用微针针刺，因此九针的治病方法是从南方传来的。

中央之地，地形平坦而多潮湿，物产丰富。所以人们的食物种类很多，生活比较安逸，这里发生的疾病，多是痿弱、厥逆、寒热等病。这些病的治疗，宜用导引按跷的方法，因此导引按跷的治法是从中央地区推广出去的。

　　一个高明的医生，能够将这许多治病方法综合起来，根据具体情况，随机应变，灵活运用，使患者得到适宜的治疗，所以治法尽管各有不同，而结果是疾病都能治愈，这是由于医生能够了解病情，并掌握了治疗大法。

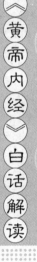

黄帝内经　白话解读

移精变气论篇

【原文】

黄帝问曰：余闻古之治病，惟其移精变气，可祝由①而已。今世治病，毒药治其内，针石治其外，或愈或不愈，何也?

岐伯对曰：往古人居禽兽之间，动作以避寒，阴居以避暑。内无眷慕之累，外无伸宦②之形。此恬惔之世，邪不能深入也。故毒药不能治其内，针石不能治其外，故可移精变气，祝由而已。当今之世不然。忧患缘其内，苦形伤其外，又失四时之从，逆寒暑之宜，贼风数至，虚邪朝夕，内至五藏骨髓，外伤空窍肌肤，所以小病必甚，大病必死，故祝由不能已也。

帝曰：善。余欲临病人，观死生，决嫌疑，欲知其要，如日月光，可得闻乎?

岐伯曰：色脉者，上帝之所贵也，先师之所传也。上古使僦贷季③，理色脉而通神明，合之金木水火土，四时、八风、六合，不离其常，变化相移，以观其妙，以知其要。欲知其要，则色脉是矣。色以应日，脉以应月，常求其要，则其要也。夫色之变化，以应四时之脉。此上帝之所贵，以合于神明也。所以远死而近生，生道以长，命曰圣王。中古之治病，至而治之。汤液十日，以去八风五痹④之病，十日不已，治以草苏草荄⑤之枝。本末为助，标本已得，邪气乃服。暮世之治病也则不然。治不本四时，不知日月，不审逆从，病形已成，乃欲微针治其外，汤液⑥治其内，粗工兇兇，以为可攻，故病未已，新病复起。

帝曰：愿闻要道。

岐伯曰：治之要极，无失色脉。用之不惑，治之大则。逆从倒行，标本不得，亡神失身。去故就新，乃得真人。

帝曰：余闻其要于夫子矣。夫子言不离色脉，此余之所知也。

岐伯曰：治之极于一。

帝曰：何谓一？

岐伯曰：一者因问而得之。

帝曰：奈何？

岐伯曰：闭户塞牖，系之病者，数问其情，以从其意。得神者昌，失神者亡。

帝曰：善。

【注释】

①祝由：对神祷告。这是古人治病的一种方法。②伸宦：追求利禄的意思。③僦（jiù）贷季：古人名。④五痹：即五脏之痹。⑤草苏草荄（gāi）：即草叶和草根。荄，根。⑥汤液：即清酒之类。

【译文】

黄帝问道：我听说古时治病，只要对病人移易精神和改变气的运行，用"祝由"的方法，病就可以好了。现在医病，要用药物治其内，针石治其外，疾病还是有治好、治不好的，这是什么缘故呢？

岐伯回答说：古时候的人们，生活简单，居住在巢穴内，在禽兽之间追逐生存，寒冷到了，利用活动以除寒冷，暑热来了，就到阴凉的地方避免暑气。在内没有眷恋羡慕的情志牵挂，在外没有奔走求官的劳累形役。处在一个安静淡薄、不谋势力、精神内守的意境里，邪气是不可能深入侵犯人的。因此既不需要药物治其内，也不需要针石治其外，即使有疾病发生，只要对病人移易精神和改变气的运行，用"祝由"的方法，病就可以好了。现在这个时代就不能像以前那样了。人们内则为忧患所牵累，外则为劳苦所形役，又不能顺从四时气候的变化，常常遭受到"虚邪贼风"的侵袭，正气先馁，外邪乘虚而入，内犯五脏骨髓，外伤孔窍肌肤，如此轻病必重，重病必死，因此用"祝由"的方法就不能医好病人了。

黄帝说：很好。我想要临诊病人，能够察其死生、决断疑惑、掌握要

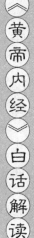

领，如同日月之光一样心中明了，这种诊法可以讲给我听吗？

岐伯说：在诊法上，色和脉的诊察方法是上帝所珍重、先师所传授的。上古有位名医叫僦贷季，他研究色和脉的道理，通达神明，能够联系到金、木、水、火、土以及四时、八风、六合，从正常的规律和异常的变化，综合分析，观察它的变化之奥妙，从而知道其中的要领。我们如果要想懂得这些要领，就只有研究色脉。气色像太阳有阴晴，脉息像月亮有盈亏，多观察气色明晦、脉象虚实，就能得其要领，正是诊病的关键。而气色的变化，与四时的脉象是相应的。这是上帝十分珍重的，若能明白原理，心领神会，便可运用无穷。所以能从这些观察中，掌握情况，知道去回避死亡而实现生命的安全。能够做到这样就可以长寿，而人们也将称奉你为"圣王"了。中古时候的医生治病，多在疾病一发生就能及时治疗。先用汤液十天，以祛除"八风""五痹"的病邪，如果十天不愈，再用草药治疗。医生病人相互配合，处理得当，因而邪气就被征服、身体也就痊愈。至于后世的医生治病，就不是这样了。治病不能根据四时的变化，不知道阴阳色脉的关系，也不能辨别病情的顺逆，等到疾病已经形成了，才想用微针治其外、汤液治其内，医术浅薄、工作粗枝大叶的医生，还认为可以用攻法，不知病已形成，非攻可愈，以致原来的疾病没有治愈，又因为治疗错误产生了新的疾病。

黄帝道：我愿听听有关临证方面的重要道理。

岐伯说：诊治疾病的关键在于不要搞错色诊和脉诊。能够运用色诊和脉诊而没有丝毫疑惑，这是诊治最大的原则。如果色脉诊法掌握了，但对病情的顺逆无从理解，而处理也将有倒行逆施的危险。因此医生要赶快去掉旧习，对新的色脉诊法的学问要钻研，努力进取，是可以达到上古真人的地步的。

黄帝道：我已听到你讲的这些重要道理。你说的要领是不离色脉，这是我已知道的。

岐伯说：诊治疾病的关键，还有一个。

黄帝道：是什么？

岐伯说：就是从与病人接触中问得病情。

黄帝道：怎样问？

岐伯说：选择一个安静的环境，关好门窗，与病人取得密切联系，耐心细致地询问病情，务必使病人毫无顾虑、尽情倾诉，从而得知其中的真情。参考色脉之后观察病人的神气：有神气的，预后良好；没有神气的，预后不良。

黄帝说：讲得很好。

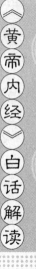

汤液醪醴论篇

中华健康宝典

【原文】

黄帝问曰：为五谷汤液及醪醴^①奈何？

岐伯对曰：必以稻米，炊之稻薪。稻米者完，稻薪者坚。

帝曰：何以然？

岐伯曰：此得天地之和，高下之宜，故能至完，伐取得时，故能至坚也。

帝曰：上古圣人作汤液醪醴，为而不用，何也？

岐伯曰：自古圣人之作汤液醪醴者，以为备耳，夫上古作汤液，故为而弗服也。中古之世，道德稍衰，邪气时至，服之万全。

帝曰：今之世不必已，何也？

岐伯曰：当今之世，必齐毒药攻其中，镵石^②针艾治其外也。

帝曰：形弊血尽而功不立者何？

岐伯曰：神不使也。

帝曰：何谓神不使？

岐伯曰：针石，道也。精神不进，志意不治，故病不可愈。今精坏神去，荣卫不可复收。何者？嗜欲无穷，而忧患不止，精气弛坏，荣泣卫除，故神去之而病不愈也。

帝曰：夫病之始生也，极微极精，必先入结于皮肤。今良工皆称曰，病成名曰逆，则针石不能治，良药不能及也。今良工皆得其法，守其数，亲戚兄弟远近，音声日闻于耳，五色日见于目，而病不愈者，亦何暇不早乎？

岐伯曰：病为本，工为标；标本不得，邪气不服。此之谓也。

帝曰：其有不从毫毛而生，五脏阳以竭也。津液充郭，其魄③独居，孤精④于内，气耗于外，形不可与衣相保，此四极⑤急而动中。是气拒于内，而形施于外。治之奈何？

岐伯曰：平治于权衡。去宛陈莝⑥，微动四极，温衣，缪刺其处，以复其形。开鬼门⑦，洁净府⑧，精以时服。五阳已布，疏涤五脏，故精自生，形自盛，骨肉相保，巨气乃平。

帝曰：善。

【注释】

①醪（láo）醴：酒类。醪，浊酒。醴，甜酒。②镵（chán）石：即砭石。③魄：在本篇是指阴气说的。④孤精：有阴无阳。⑤四极：指四肢。⑥去宛（yù）陈莝（cuò）："宛"与"蕴"通用。"宛"当"积"讲，"陈"当"久"讲，"莝"当"斩"讲。去宛陈莝，就是排除郁积的腐败物质的意思。⑦鬼门：汗孔。⑧净府：膀胱。

【译文】

黄帝问道：用五谷来做成汤液及醪醴，应该怎样？

岐伯回答说：必须要用稻米做原料，以稻秆做燃料。因为稻米之气完备，稻秆又很坚劲。

黄帝问道：何以见得？

岐伯说：稻禀天地之和气，生长于高下适宜的地方，因此得气最完备，收割在秋时，所以它的秆很坚实。

黄帝道：上古时代有学问的医生，制成汤液和醪醴，虽然制好，却备在那里不用，这是什么道理？

岐伯说：古代有学问的医生，他做好的汤液和醪醴，是以备万一的，因为上古太和之世，人们身心康泰，很少有疾病，所以虽制成了汤液，还是放在那里不用。到了中古时代，养生之道稍衰，人们的身心比较虚弱，因此外界邪气时常乘虚伤人，但只要服些汤液醪醴，病就可以好了。

黄帝道：现在的人，虽然服了汤液醪醴，而病不一定好，这是什么缘故呢？

岐伯说：现在的人和中古时代又不同了，一有疾病，必定要用药物内

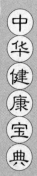

服，砭石、针灸外治，身体才能痊愈。

黄帝道：病情发展到了形体败坏、气血竭尽的地步，治疗就没有办法见效，这里有什么道理？

岐伯说：这是因为病人的神气已经不能发挥应有作用了。

黄帝道：什么叫作神气不能发挥应有的作用？

岐伯说：针石治病，这不过是一种引导的方法而已。如果病人的精神已经衰微，意志已经散乱，那么病人的病就不会好。况且现在病人的情况严重，已经达到精神败坏、神气离去、荣卫不能再恢复的地步了。为什么病情会发展到这样的地步呢？是由于不懂得养生之道，嗜好欲望没有穷尽，忧愁患难又没有止境，以至于一个人的精气败坏、荣血枯涩、卫气作用消失，因而神气失去应有的作用，对治疗上的方法已失去反应，当然他的病就不会好了。

黄帝道：凡病初起，固然是精微难测，但大致情况是必先侵袭于皮肤，就是所谓的表症。现在经过医生一看，都说是病已经形成，而且发展和预后很不好，用针石不能治愈，吃汤药也不能达到病所。现在的医生都懂得法度，遵守医道的技术，与病人像亲戚兄弟一样亲近，声音的变化每日都能听到，五色的变化每日都能看到，然而病却医不好，这是不是治疗得不够早才这样呢？

岐伯说：这是因为病人为本，医生为标；病人与医生不能很好地合作，病邪就不能制服。道理就在这里。

黄帝道：有的病不是从外表毫毛之间而生的，是由于五脏的阳气衰竭，以至水气充满于皮肤，而阴气独盛，阴气独居于内，则阳气更耗于外，形体浮肿，不能穿原来的衣服，四肢肿大而影响到内脏。这是阴气格拒于内，而水气弛张于外，对这种病的治疗该怎样呢？

岐伯说：要平复水气，当根据病情衡量轻重。驱除体内的积水，并叫病人四肢做些轻微的运动，穿衣服温暖一些，并用缪刺方法，针刺肿处，去水以恢复原来的形态。用发汗和利小便的方法，开汗孔，泻膀胱，使阴精归于平复。五脏阳气输布，以疏通五脏的郁积，这样，精气自会生成，形体也会强盛，骨骼与肌肉保持着常态，正气也就恢复了。

黄帝道：讲得很好。

脉要精微论篇

《黄帝内经》白话解读

【原文】

黄帝问曰：诊法何如？

岐伯对曰：诊法常以平旦，阳气未动，阴气未散，饮食未进，经脉未盛，络脉调匀，气血未乱，故乃可诊有过之脉。切脉动静而视精明^①，察五色，观五脏有余不足，六腑强弱，形之盛衰，以此参伍，决死生之分。

夫脉者，血之府也。长则气治，短则气病，数则烦心，大则病进。上盛则气高，下盛则气胀。代则气衰，细则气少，涩则心痛。浑浑^②革^③至如涌泉，病进而危弊；绵绵^④其去如弦绝，死。

夫精明五色者，气之华也。赤欲如白裹朱，不欲如赭；白欲如鹅羽，不欲如盐；青欲如苍璧之泽，不欲如蓝；黄欲如罗裹雄黄，不欲如黄土；黑欲如重漆色，不欲如地苍。五色精微象见矣，其寿不久也。夫精明者，所以视万物，别白黑，审短长。以长为短，以白为黑，如是则精衰矣。

五脏者，中之守也。中盛藏满，声如从室中言，是中气之湿也。言而微，终日乃复言者，此夺气也。衣被不敛，言语善恶，不避亲疏者，此神明之乱也。仓廪不藏^⑤者，是门户不要^⑥也。水泉不止者，是膀胱不藏也。得守者生，失守者死。夫五府者，身之强也。头者，精明之府，头倾视深^⑦，精神将夺矣。背者，胸中之府^⑧，背曲肩随^⑨，府将坏矣。腰者，肾之府，转摇不能，肾将惫矣。膝者，筋之府，屈伸不能，行则偻附⑩，筋将惫矣。骨者，髓之府，不能久立，行则振掉，骨将惫矣。得强则生，失⑪强则死。

岐伯曰：反四时者，有余为精，不足为消。应太过，不足为精；应不足，有余为消。阴阳不相应，病名曰关格。

帝曰：脉其四时动奈何？知病之所在奈何？知病之所变奈何？知病乍在内奈何？知病乍在外奈何？请问此五者，可得闻乎？

岐伯曰：请言其与天运转也。万物之外，六合之内。天地之变，阴阳之应，彼春之暖，为夏之暑；彼秋之忿，为冬之怒；四变之动，脉与之上下。以春应中规，夏应中矩，秋应中衡，冬应中权。是故冬至四十五日，阳气微上，阴气微下；夏至四十五日，阴气微上，阳气微下。阴阳有时，与脉为期。期而相失，知脉所分⑫；分之有期，故知死时。微妙在脉，不可不察；察之有纪，从阴阳始。始之有经，从五行生；生之有度，四时为宜。补泻勿失，与天地如一。得一之情⑬，以知死生。是故声合五音，色合五行，脉合阴阳。

是知阴盛则梦涉大水恐惧，阳盛则梦大火燔灼，阴阳俱盛则梦相杀毁伤。上盛则梦飞，下盛则梦堕，甚饱则梦予，甚饥则梦取。肝气盛则梦怒，肺气盛则梦哭。短虫多则梦聚众，长虫多则梦相击毁伤。是故持脉有道，虚静为保。春日浮，如鱼之游在波；夏日在肤，泛泛乎⑭万物有余；秋日下肤，蛰虫将去；冬日在骨，蛰虫周密，君子居室。故曰：知内者按而纪之，知外者终而始之。此六者，持脉之大法。

心脉搏坚而长，当病舌卷不能言；其耎而散者，当消环⑮自已。肺脉搏坚而长，当病唾血；其耎而散者，当病灌汗，至令不复散发也。肝脉搏坚而长，色不青，当病坠若搏，因血在胁下，令人喘逆；其耎而散，色泽者，当病溢饮，溢饮者，渴暴多饮，而易入肌皮肠胃之外也。胃脉搏坚而长，其色赤，当病折髀⑯；其耎而散者，当病食痹⑰。脾脉搏坚而长，其色黄，当病少气；其耎而散，色不泽者，当病足胻⑱肿，若水状也。肾脉搏坚而长，其色黄而赤者，当病折腰；其耎而散者，当病少血，至令不复也。

帝曰：诊得心脉而急，此为何病？病形何如？

岐伯曰：病名心疝，少腹当有形也。

帝曰：何以言之？

岐伯曰：心为牡脏^⑲，小肠为之使，故曰少腹当有形也。

帝曰：诊得胃脉，病形何如？

岐伯曰：胃脉实则胀，虚则泄。

帝曰：病成而变，何谓？

岐伯曰：风成为寒热，瘅成为消中，厥成为巅疾，久风为飧泄，脉风成为疠^⑳。病之变化，不可胜数。

帝曰：诸痈肿筋挛骨痛，此皆安生？

岐伯曰：此寒气之钟，八风之变也。

帝曰：治之奈何？

岐伯曰：此四时之病，以其胜治之，愈也。

帝曰：有故病，五脏发动，因伤脉色，各何以知其久暴之病乎？

岐伯曰：悉乎哉问也！征其脉小，色不夺者，新病也；征其脉不夺，其色夺者，此久病也；征其脉与五色俱夺者，此久病也；征其脉五色俱不夺者，新病也。肝与肾脉并至，其色苍赤，当病毁伤，不见血，已见血，湿若中水也。

尺内两傍，则季胁也。尺外以候肾，尺里以候腹。中附上，左外以候肝，内以候膈；右外以候胃，内以候脾。上附上，右外以候肺，内以候胸中，左外以候心，内以候膻中。前以候前，后以候后。上竟上者，胸喉中事也，下竟下者，少腹、腰、股、膝、胫、足中事也。

粗大者，阴不足阳有余，为热中也。来疾去徐，上实下虚，为厥巅疾。来徐去疾，上虚下实，为恶风也。故中恶风者，阳气受也。有脉俱沉细数者，少阴厥也。沉细数散者，寒热也。浮而散者，为眴仆^㉑。诸浮不躁者，皆在阳，则为热，其有躁者在手。诸细而沉者，皆在阴，则为骨痛，其有静者在足。数动一代者，病在阳之脉也，泄及便脓血。诸过者切之，涩者，阳气有余也；滑者，阴气有余也。阳气有余，为身热无汗；阴气有余，为多汗身寒；阴阳有余，则无汗而寒。推^㉒而外之，内而不外^㉓，有心腹积也。推而内之，外而不内，身有热也。推而上之，上而不下^㉔，腰足清也；推而下之，下而不上，头项痛也。按之至骨，脉气少者，腰脊痛而身有痹也。

【注释】

①精明：目之精光。②浑浑：是泉水涌出很盛的样子。③革：形容脉体坚硬如皮革。④绵绵：形容脉象软弱无力。⑤仓廪不藏：仓廪是指脾胃说的，脾胃主运化水谷，不藏是不能运化水谷而泄泻。⑥门户不要（yāo）：大便失禁。要，当约束讲。门户，指肛门。⑦视深：目陷无光。⑧胸中之府：胸中，在本文指的是五脏。胸中之府，就是五脏之府。⑨肩随：楼氏《纲目》作"肩垂"，是肩随背曲的意思。⑩行则偻附：曲腰扶杖行路的形象。⑪失：指脉不应四时。⑫分：指五脏脉象的分别。⑬得一之情：就是脉象与四时配合如一的道理。⑭泛泛乎：众盛貌，在本篇是形容脉来满而盈的形象。⑮消环：消是消耗，环是循环。⑯髀（bì）：即股骨。⑰食痹：就是食积而痹痛。⑱骺（héng）：即胫骨。⑲牡脏：牡为阳，心属火而居膈上，所以叫牡脏。⑳疠（lì）：一种皮肤病，颇似近代的麻风症。㉑眴仆："眴"同"眩"，头眩不能站立而跌倒。㉒推：当"求"讲。㉓内……外：外代表浮脉，内代表沉脉。㉔上……下：上是寸脉，下是尺脉。

【译文】

黄帝问道：诊脉的方法是怎样的呢？

岐伯回答说：诊脉通常是以清晨的时间为最好，此时人还没有劳于事，阳气未被扰动，阴气尚未耗散，且未进食，经脉之气尚未充盛，络脉之气也很匀静，气血未受到扰乱，因而可以诊察出有病的脉象。在诊察脉搏动静变化的同时，还应观察目之精光，以候神气，诊察五色的变化，以审脏腑之强弱、虚实及形体的盛衰，相互参合比较，以判断病人的死、生。

脉是血液汇聚处。脉长为气血流畅和平，故气机顺达；脉短为气不足，故为气病；脉数为热，热则心烦；脉大为邪气方张，病势正在向前发展。上部脉盛，为邪壅于上，可见呼吸急促，喘满之症；下部脉盛，是邪滞于

中华健康宝典

下，可见胀满之病。代脉为元气衰弱；细脉为正气衰少；涩脉为血少气滞，主心痛之症。脉来大而急速如泉水上涌者，为病势正在发展，且有危险；脉来隐约不现，微细无力，或如弓弦猝然断绝而去，为气血已绝，生机已断，所以主死。

精明现于目，五色现于面，这都是内脏的精气所表现出来的光华。赤色应该像白绸裹朱砂一样，红润而不显露，不应该像赭石那样，色赤带紫，没有光泽；白色应该像鹅的羽毛，白而光泽，不应该像盐那样白而带灰暗色；青色应该青而明润如璧玉，不应该像蓝色那样青而带沉暗色；黄色应该像丝包着雄黄一样，黄而明润，不应该像黄土那样，枯暗无华；黑色应该像重漆之色，光彩而润，不应该像地苍那样，枯暗如尘。假如五脏真色暴露于外，这是真气外脱的现象，人的寿命也就不长了。目之精明是观察万物，分别黑白，审察长短的。若长短不明，黑白不清，这是精气衰竭的现象。

五脏主藏精神于内，在体内各有其职守。如果邪盛于腹中，脏气壅满，气盛而喘，善伤于恐，讲话声音重浊不清，像在内室中说话一样，这是中气失权而有湿邪所致。语音低微而气不连接，语言不能相继者，这是正气被劫夺所致。衣服不知敛盖、言语不知善恶、不辨亲疏远近的，这是神明错乱的现象。脾胃不能藏纳水谷精气而泄利不禁的，是中气失守、肾虚不能约束的缘故。小便失禁的，是膀胱不能闭藏的缘故。若五脏功能正常，得其职守者则生；若五脏精气不能固藏，失其职守则死。五府精气充足，为身体强健之本。头为精明之府，若见到头部低垂，目陷无光的，是精神将要衰败。背悬五脏，为胸中之府，若见到背弯曲而肩下不能转侧摇动，是脏器出了问题。腰存纳着肾脏，若是不能顺利地转身摇晃，是肾气将要衰惫。膝是筋汇聚的地方，所以膝为筋之府，若屈伸不能，行路要曲身附物，这是筋的功能将要衰惫。骨为髓之府，不能久立，行则震颤摇摆，这是髓虚，骨的功能将要衰惫。若脏气能够恢复强健，则虽病可以复生；若脏气不能复强，则病情不能挽回，人也就死了。

岐伯说：脉气与四时阴阳之气相反的，若相反的形象为有余，皆为邪气盛于正气，若相反的形象为不足，为血气先已消损。根据时令变化，脏

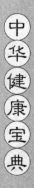

气当旺，脉气应有余，却反见不足的，这是邪气盛于正气；脉气应不足，却反见有余的，这是正不胜邪，邪气盛，而血气消损。这种阴阳不相顺从、气血不相营运、邪正不相适应而发生的疾病名叫关格。

黄帝问道：脉象是怎样应四时的变化而变动的呢？怎样从脉诊上知道病变的所在呢？怎样从脉诊上知道疾病的变化呢？怎样从脉诊上知道病忽然发生在内部呢？怎样从脉诊上知道病忽然发生在外部呢？请问这五个问题，可以讲给我听吗？

岐伯说：让我讲一讲这五者与天地运转相适应的情况。万物之外、六合之内，天地间的变化，阴阳四时均与之相应，如春天气候温暖发展为夏天气候暑热；秋天的劲急之气发展为冬天的寒杀之气；这种四时气候的变化，人体的脉象也随着变化而升降浮沉。春脉如规之象，夏脉如矩之象，秋脉如中衡之象，冬脉如中权之象。四时阴阳的情况也是这样：冬至到立春的四十五天，阳气微升，阴气微降；夏至到立秋的四十五天，阴气微升，阳气微降。四时阴阳的升降是有一定的时间和规律的，人体脉象的变化，也与之相应。脉象变化与四时阴阳不相适应，即病态，根据脉象的异常变化就可以知道病属何脏；再根据脏气的盛衰和四时衰旺的时期，就可以判断出疾病和死亡的时间。其中的微妙之处均在脉象上，不能不用心体察；这种体察有一定的方法，都是从辨别阴阳开始的，结合人体十二经脉进行分析研究，而十二经脉应五行而有生生之机；观测生生之机的尺度，则是以四时阴阳为准则。遵循四时阴阳的变化规律，不使有失，则人体就能保持相对平衡，并与天地之阴阳相互统一。知道了天人统一的道理，就可以预决死生。因此，五声是和五音相应合的，五色是和五行相应合的，脉象是和阴阳相应合的。

阴气盛则梦见渡大水而恐惧，阳气盛则梦见大火烧灼，阴阳俱盛则梦见相互残杀毁伤。上部盛则梦飞腾，下部盛则梦下堕，吃得过饱的时候就会梦见送食物给人，饥饿时就会梦见去取食物。肝气盛，则做梦好发怒气，肺气盛则做梦悲哀啼哭。腹内短虫多，则梦众人集聚，腹内长虫多，则梦打架损伤。所以诊脉是有一定方法和要求的，必须虚心静气，才能保证诊断正确。春天的脉应该浮而在外，好像鱼浮游于水波之中；夏天的脉在皮肤，洪大而浮，泛泛然充满于指下，就像夏天万物生长的茂盛状态；秋天的脉处于皮肤之下，就像蛰虫将要伏藏；冬天的脉沉在骨，就像冬眠之虫闭藏不出，人们也都深居简出一样。因此说：要知道内脏的情况，可以从脉象上区别出来，要知道外部经气的情况，可以从经脉循行的经络上诊察而知其终始。春、夏、秋、冬、内、外这六个方面，乃是诊脉的大法。

心脉坚而长，搏击指下，为心经邪盛，火盛气浮，当病舌卷而不能言语；其脉软而散的，当病消渴，待其胃气来复，病自痊愈。肺脉坚而长，搏击指下，为火邪犯肺，当病痰中带血；其脉软而散的，为肺脉不足，当病汗出不止，在这种情况下，不可再用发散的方法治疗。肝脉坚而长，搏击指下，其面色当青，今反不青，知其病非由内生，当为跌坠或搏击所伤，因瘀血积于胁下，阻碍肺气升降，所以使人喘逆；如其脉软而散，加之面目颜色鲜泽的，当发溢饮病，溢饮病口渴暴饮，因水不化气，而水、气容易流入肌肉皮肤之间、肠胃之外。胃脉坚而长，搏击指下，面色赤，当病髀痛如折；如其脉软而散的，则胃气不足，当病食痹。脾脉坚而长，搏击指下，面部色黄，乃脾气不运，当病少气；如其脉软而散，面色不泽，为脾虚，不能运化水湿，当病足胫浮肿如水状。肾脉坚长，搏击指下，面部黄而带赤，是心脾之邪盛侵犯于肾，肾受邪伤，当病腰痛如折；如其脉软而散者，当病精血虚少，使身体不能恢复健康。

黄帝说：诊脉时，其心脉劲急，这是什么病？病的症状是怎样的呢？

岐伯说：这种病名叫心疝，少腹部位一定有形征出现。

黄帝说：为什么这样说？

岐伯说：心是阳脏，与小肠相表里，小肠位于少腹，因此少腹应有形征出现。

黄帝说：诊察到胃脉有病，会出现什么病变呢？

岐伯说：胃脉实则邪气有余，将出现腹胀满病；胃脉虚则胃气不足，将出现泄泻病。

黄帝说：疾病的形成及其发展变化又是怎样的呢？

岐伯说：因于风邪，可变为寒热病；瘅热既久，可成为消中病；气逆上而不已，可成为癫痫病；风气通于肝，风邪经久不愈，木邪侮土，可成为飧泄病；风邪客于脉，留而不去则成为疠风病。疾病的发展变化是数不清的。

黄帝说：各种痈肿、痉挛、骨痛的病变，是怎样产生的呢？

岐伯说：这都是因为寒气聚集和八风邪气侵犯人体后而发生的变化。

黄帝说：怎样进行治疗呢？

岐伯说：由于四时偏胜之邪气所引起的病变，根据五行相胜的规律去治疗就会痊愈。

黄帝说：有旧病从五脏发动，都会影响到脉色而发生变化，怎样区别它是久病还是新病呢？

岐伯说：你问得很详细啊！只要验看其脉色就可以区别开来：如脉虽小而气色不失常的，乃是新病；如脉象不失常，而气色失常的，是久病；如脉象与面色都失常的，乃是久病；如脉象与气色都不失常的，是新病。脉见沉弦，是肝脉与肾脉并至，皮色变成苍赤色，而外部没有血，或外部已见血，其经脉必滞，血气必凝，血凝经滞形体必肿，如同因湿邪或水气所伤的样子，成为瘀血肿胀。

尺脉两旁的内侧候于季胁部。外侧候于肾脏，中间候于腹部。关脉候于肝脏，内侧候于膈部，右外侧候于胃腑，内侧候于脾脏。寸脉，右臂外侧候于肺脏，内侧候于胸中，左外候于心脏，内侧候于膻中。前面，候身前即胸腹部，后面，候身后即背部。从尺肤上段直达鱼际处，主胸部与喉中的疾病。从尺肤上段处向下候察，主少腹、腰、股、膝、胫、足等处的疾病。

脉象洪大的，是由于阴精不足而阳气有余，故发为热中之病。脉象来时急疾而去时徐缓，这是由于上部实而下部虚，气逆于上，多好发为厥逆、癫仆一类的疾病。脉象来时徐缓而去时急疾，这是由于上部虚而下部实，多好发为疠风之病。患这种病的原因是阳气虚而失去捍卫的功能，因此才感受邪气而发病。有两手脉均见沉细数的，沉细为肾之脉体，数为热，故发为少阴之阳厥。如见脉沉细数散，为阴血亏损，多发为阴虚阳亢之虚劳寒热病。脉浮而散，好发为眩晕仆倒之病。凡见浮脉而不躁急，其病在表阳，则出现发热的症状，病在足三阳经，如浮而躁急的，则病在手三阳经。

凡见细脉而沉，其病在阴分，发为骨节疼痛，病在手三阴经，如果脉细沉而静，其病在足三阴经。发现数动，而见一次歇止的脉象，是病在阳分，为阳热郁滞的脉象，可出现泄泻或大便带脓血的疾病。诊察到各种有病的脉象而切按时，如见涩脉是阳气有余；滑象的，是阴气有余。阳气有余，则身热而无汗；阴气有余，则身多汗而冷；阴气、阳气都有余，则身体寒而无汗。推脉向外，而脉气内而不外的，是病在内而非在外，故知其心腹有积聚病。按脉沉取不显，浮取则脉浮数不沉，是病在外而不在内，当有发热之症。凡诊脉推求于上部，只见脉上而不下的，这是上实下虚，故出现腰足清冷之症；凡诊脉推求于下部，只见脉下而不上的，这是上虚下实，故出现头项疼痛之症。若重按至骨，而脉气少的，是生阳之气不足，故会出现腰脊疼痛及身体的痹症。

黄帝内经白话解读

玉机真藏论篇

【原文】

黄帝问曰：春脉如弦，何如而弦？

岐伯对曰：春脉者肝也，东方木也，万物之所以始生也。故其气来，软弱轻虚而滑，端直以长，故曰弦。反此者病。

帝曰：何如而反？

岐伯曰：其气来实而强，此谓太过，病在外；其气来不实而微，此谓不及，病在中。

帝曰：春脉太过与不及，其病皆何如？

岐伯曰：太过则令人善忘，忽忽眩冒而巅疾；其不及，则令人胸痛引背，下则两胁胠满。

帝曰：善。

帝曰：夏脉如钩，何如而钩？

岐伯曰：夏脉者心也，南方火也，万物之所以盛长也。故其气来盛去衰，故曰钩。反此者病。

帝曰：何如而反？

岐伯曰：其气来盛去亦盛，此谓太过，病在外；其气来不盛去反盛，此谓不及，病在中。

帝曰：夏脉太过与不及，其病皆何如？

岐伯曰：太过则令人身热而骨痛，为浸淫；其不及则令人烦心，上见咳唾，下为气泄。

帝曰：善。

帝曰：秋脉如浮，何如而浮？

岐伯曰：秋脉者肺也，西方金也，万物之所以收成也。故其气来，轻虚以浮，来急去散，故曰浮。反此者病。

帝曰：何如而反？

岐伯曰：其气来，毛而中央坚，两傍虚，此谓太过，病在外；其气来，毛而微，此谓不及，病在中。

帝曰：秋脉太过与不及，其病皆何如？

岐伯曰：太过则令人逆气而背痛，愠愠^①然；其不及，则令人喘，呼吸少气而咳，上气见血，下闻病音。

帝曰：善。

帝曰：冬脉如营^②，何如而营？

岐伯曰：冬脉者肾也，北方水也，万物之所以合藏也。故其气来沉以濡，故曰营。反此者病。

帝曰：何如而反？

岐伯曰：其气来如弹石者，此谓太过，病在外；其去如数者，此谓不及，病在中。

帝曰：冬脉太过与不及，其病皆何如？

岐伯曰：太过则令人解㑊，脊脉痛，而少气，不欲言；其不及则令人心悬如病饥，䏚^③中清，脊中痛，少腹满，小便变。

帝曰：善。

帝曰：四时之序，逆从之变异也，然脾脉独何主？

岐伯曰：脾脉者土也，孤脏以灌四傍者也。

帝曰：然则脾善恶，可得见之乎？

岐伯曰：善者不可得见，恶者可见。

帝曰：恶者何如可见？

岐伯曰：其来如水之流者，此谓太过，病在外；如鸟之喙者，此谓不及，病在中。

帝曰：夫子言脾为孤脏，中央土以灌四傍，其太过与不及，其病皆何如？

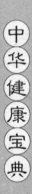

岐伯曰：太过则令人四支不举；其不及则令人九窍不通，名曰重强[④]。

帝瞿然而起，再拜稽首曰：善。吾得脉之大要，天下至数。五色脉变，揆度奇恒，道在于一[⑤]。神转不迴，迴则不转，乃失其机。至数之要，迫近以微，著之玉版，藏之脏腑，每旦读之，名曰《玉机》。

五脏受气于其所生，传之于其所胜，气舍于其所生，死于其所不胜。病之且死，必先传行至其所不胜，病乃死，此言气之逆行也。

肝受气于心，传之于脾，气舍于肾，至肺而死。

心受气于脾，传之于肺，气舍于肝，至肾而死。

脾受气于肺，传之于肾，气舍于心，至肝而死。

肺受气于肾，传之于肝，气舍于脾，至心而死。

肾受气于肝，传之于心，气舍于肺，至脾而死。

此皆逆死也。一日一夜五分之，此所以占死者之早暮也。

黄帝曰：五脏相通，移皆有次。五脏有病，则各传其所胜。不治，法三月若六月，若三日若六日，传五脏而当死，是顺传所胜之次。故曰：别于阳者，知病从来；别于阴者，知死生之期，言至其所困而死。

是故风者百病之长也。今风寒客于人，使人毫毛毕直，皮肤闭而为热，当是之时，可汗而发也；或痹不仁肿痛，当是之时，可汤熨及火灸刺而去之。弗治，病入舍于肺，名曰肺痹，发咳上气。弗治，肺传之肝，病名曰肝痹，一名曰厥，胁痛出食，当是之时，可按若刺耳。弗治，肝传之脾，病名曰脾风，发瘅，腹中热，烦心出黄，当此之时，可按可药可浴。弗治，脾传之肾，病名曰疝瘕，少腹冤热而痛，出白，一名曰蛊[⑥]，当此之时，可按可药。弗治，肾传之心，筋脉相引而急，病名曰瘛[⑦]，当此之时，可灸可药。弗治，满十日，法当死。肾因传之心，心即复反传而行之肺，发寒热，法当三日死，此病之次也。然其卒发者，不必治于传，或其传化有不以次，不以次入者。忧恐悲喜怒，令不得以其次，故令人有卒病矣。因而喜则肾气乘矣，怒则肺气乘矣，思则肝气乘矣，恐则脾气乘矣，忧则心气乘矣。此其道也。故病有五，五五二十五变，反其传化。传，乘之名也。

大骨[8]枯槁，大肉[9]陷下，胸中气满，喘息不便，其气动形，期六月死，真脏脉见，乃予之期日。大骨枯槁，大肉陷下，胸中气满，喘息不便，内痛引肩项，期一月死，真脏见，乃予之期日。大骨枯槁，大肉陷下，胸中气满，喘息不便，内痛引肩项，身热，脱肉破䐃[10]，真脏见，十月之内死。大骨枯槁，大肉陷下，肩髓内消，动作益衰，真脏来见，期一岁死，见其真脏，乃予之期日。大骨枯槁，大肉陷下，胸中气满，腹内痛，心中不便，肩项身热，破䐃脱肉，目匡陷，真脏见，目不见人，立死；其见人者，至其所不胜之时则死。急虚身中卒至，五脏绝闭，脉道不通，气不往来，譬于堕溺，不可为期。其脉绝不来，若人一息五六至，其形肉不脱，真脏虽不见，犹死也。

真肝脉至，中外急，如循刀刃责责然，如新张弓弦，色青白不泽，毛折，乃死。真心脉至，坚而搏，如循薏苡子累累然，色赤黑不泽，毛折，乃死。真肺脉至，大而虚，如以毛羽中人肤，色白赤不泽，毛折，乃死。真肾脉至，搏而绝，如指弹石辟辟然，色黑黄不泽，毛折，乃死。真脾脉至，弱而乍数乍疏，色黄青不泽，毛折，乃死。诸真脏脉见者，皆死不治也。

黄帝曰：见真脏曰死，何也?

岐伯曰：五脏者，皆禀气于胃，胃者五脏之本也。脏气者，不能自致于手太阴，必因于胃气，乃至于手太阴也。故五脏各以其时，自为而至于手太阴也。故邪气胜者，精气衰也。故病甚者，胃气不能与之俱至于手太阴，故真脏之气独见。独见者病胜脏也，故曰死。

帝曰：善。

黄帝曰：凡治病，察其形气色泽，脉之盛衰，病之新故，乃治之，无后其时。形气相得，谓之可治；色泽以浮，谓之易已；脉从四时，谓之可治。脉弱以滑，是有胃气，命曰易治。取之以时。形气相失，谓之难治；色夭不泽，谓之难已；脉实以坚，谓之益甚；脉逆四时，为不可治。必察四难而明告之。

所谓逆四时者，春得肺脉，夏得肾脉，秋得心脉，冬得脾脉，其至皆悬绝沉涩者，命曰逆。四时未有脏形，于春夏而脉沉涩，秋冬而脉浮大，名曰逆四时也。病热脉静，泄而脉大，脱血而脉实，病在中脉实坚，病在外脉不实坚者，皆难治。

黄帝曰：余闻虚实，以决死生，愿闻其情。

岐伯曰：五实死，五虚死。

帝曰：愿闻五实五虚。

岐伯曰：脉盛、皮热、腹胀、前后不通、闷瞀^⑪，此谓五实。脉细、皮寒、气少、泄利前后、饮食不入，此谓五虚。

帝曰：其时有生者，何也?

岐伯曰：浆粥入胃，泄注止，则虚者活；身汗得后利，则实者活。此其候也。

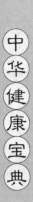

【注释】

①愠愠：倦闷不舒的意思。②营：指兵营，因冬主闭藏，所以脉象沉潜，像兵固守于营一样。③䏚（miǎo）：在季肋下夹背两旁空软之处。④重强：就是胃气过强的意思。⑤道在于一：是指人身之神气，也就是说五脏的神气。五脏的互相贯通，必须在神气充足的情况下进行，才能维持其正常规律，如有某一个脏的神气偏盛或偏衰，那么，五脏的遗传就不能正规了，因而说道在于一。⑥蛊（gǔ）：在久病的情况下，病人日趋消瘦，好像被虫蚀一样。⑦瘛（chì）：与"瘈"同义，为全身筋脉拘急的现象。⑧大骨：指人体肩、脊、腰、膝等较大的骨骼。⑨大肉：指人体之腿、臂、臀等肌肉较肥厚的部位。⑩破䐃（jùn）：肘、髀高起的肉叫䐃，破䐃，是说久病的人，该处的肌肉破败。⑪闷瞀（mào）：目昏而视物不明。

【译文】

黄帝问：春季脉象如琴弦而称弦脉，怎样才能算弦呢?

岐伯答：春脉与肝脏对应，属东方之木，因此春脉也就是肝脉。春季万物开始生发，所以脉气来时，软弱轻虚而滑，正、直而长，这便称为弦，是春季正常的脉象。如与这种脉象相反则是病脉。

黄帝问：怎样才称作相反呢?

岐伯说：其脉气来时，实而有力，这叫作太过，主病在外；如脉来不实而微弱，这叫作不及，主病在里。

黄帝道：春脉太过与不及，发生的病变是怎样的？

岐伯说：太过会使人记忆力衰退，精神恍惚，头昏而两目视物旋转，而发生巅顶疾病；不及会使人胸部作痛，牵连背部，往下则两侧胁肋部位胀满。

黄帝道：讲得对！

黄帝问：夏时的脉象如钩，怎样才算钩？

岐伯说：夏脉主应心脏，属南方之火，在这个季节里，万物生长茂盛，因此脉气来时充盛，去时轻微，犹如钩之形象，所以叫作钩脉。假如违反了这种现象，就是病脉。

黄帝道：怎样才称作相反呢？

岐伯说：其脉气来盛去亦盛，这叫作太过，主病在外；如脉气来时不盛，去时反充盛有余，这叫作不及，主病在里。

黄帝道：夏脉太过与不及，发生的病变是怎样的？

岐伯说：太过会使人身体发热进而产生骨痛，热邪浸淫成疮；不及会使人心虚烦闷，上部出现咳嗽涎沫，下部出现失气下泄。

黄帝道：讲得对！

黄帝问：秋天的脉象如浮，怎样才算浮？

岐伯说：秋脉主应肺脏，属西方之金，在这个季节里，万物收成。因此脉气来时轻虚以浮，来急去散，所以叫作浮。假如违反了这种现象，就是病脉。

黄帝道：怎样才称作相反呢？

岐伯说：其脉气来浮软而中央坚、两旁虚，这叫作太过，主病在外；其脉气来浮软而微，这叫作不及，主病在里。

黄帝道：秋脉太过与不及，发生的病变是怎样的？

岐伯说：太过会使人气逆、背部作痛，倦闷而不舒畅；不及会使人呼吸气短，咳嗽气喘，其上逆而出血，喉间有喘息声。

黄帝道：讲得对！

黄帝问：冬时的脉象如营，怎样才算营？

岐伯说：冬脉主肾脏，属北方之水，在这个季节里，万物闭藏，因此脉气来时沉而濡润，所以叫作营。假如违反了这种现象，就是病脉。

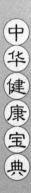

黄帝道：怎样才称作相反呢？

岐伯说：其脉来如弹石一般坚硬，这叫作太过，主病在外；如脉象浮软，这叫作不及，主病在里。

黄帝道：冬脉太过与不及，发生的病变是怎样的？

岐伯说：太过会使人精神不振、身体懈怠、脊骨疼痛、气短、懒于说话；不及则使人心如悬，如同腹中饥饿一般，季胁下空软部位清冷，脊骨作痛，少腹胀满，小便异常。

黄帝道：讲得对！

黄帝道：春夏秋冬四时的脉象，有逆有从，其变化各异，但独未论及脾脉，究竟脾脉主何时令？

岐伯说：脾脉属土，位居中央为孤脏，以灌溉四旁。

黄帝道：脾脉的正常与异常可以得见吗？

岐伯说：正常的脾脉不可能见到，有病的脾脉是可以见到的。

黄帝道：有病的脾脉怎样？

岐伯说：其来如水之流散，这叫作太过，主病在外；其来尖锐如鸟之喙，这叫作不及，主病在中。

黄帝道：先生说脾为孤脏，位居中央属土，以灌溉四旁，它的太过和不及各会发生什么病变呢？

岐伯说：太过会使人四肢不能举动；不及则使人九窍不通，身重难舒。

黄帝惊悟肃然起立，拜礼道：很好！我懂得诊脉的要领了，这是天下极其重要的道理。考察五色和四时脉象的变化，诊察脉象的正常和异常，总的精神在于一个"神"字。神的功用运转不息，向前而不能回却，倘若回而不转，就失掉它的生机了。极其重要的道理是切近微妙的，把它著录在玉版上面，藏于枢要内府，每天早上诵读，称它为《玉机》。

五脏疾病的传变，病气来源于它所生之脏，传给它所胜之脏，病气留舍于生我之脏，死于我所不胜之脏。当病到将要死的时候，必先传行于克我之脏，病者就死了，这是病气的逆传。

肝受病气于心脏，而又传行于脾脏，其病气留舍于肾脏，传到肺脏就死了。

心受病气于脾脏，而又传行于肺脏，其病气留舍于肝脏，传到肾脏就

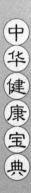

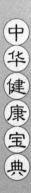

死了。

脾受病气于肺脏，而又传行于肾脏，其病气留舍于心脏，传到肝脏就死了。

肺受病气于肾脏，传行于肝脏，病气留舍于脾脏，传到心脏就死了。

肾脏受病气于肝脏，传行于心脏，病气留舍于肺脏，传到脾脏就死了。

这些都为病气逆转致死。以一日一夜划分为五个阶段，分属五脏，就可以推测死的时间的早晚。

黄帝道：五脏是相通的，病气的转移都有一定的次序。假如五脏有病，则各传其所胜。若不能掌握治病的时机，那么多则三个月或六个月，少则三天或六天，传遍五脏就会死了，这是相克的传变情况。所以说：能辨别三阳的，可以知道病从何经而来；能辨别三阴的，可以知道病人的死生之期，这就是说，某脏到了受困时，就死了。

风为六淫之首，所以说它是百病之长。风寒侵入人体，使人毫毛直竖，皮肤闭而发热，在这个时候，可用发汗的方法治疗；至风寒入于经络，发生麻痹或肿痛等症状，此时可用汤熨（热敷）及火罐、艾灸、针刺等方法来祛散。如果不及时治疗，病气内传于肺，叫作肺痹，发为咳嗽上气。如果还不治疗，就会从肺传到肝，这就叫作肝痹，又叫作肝厥，发生胁痛、不欲食的症状，在这个时候，可用按摩或针刺等方法。如不及时治疗，就会传行于脾，叫作脾风，发生黄疸、腹中热、烦心、小便黄等症状，在这个时候，可用按摩、药物或汤浴等方法。如再不治，就会传行于肾，叫作疝瘕，少腹蓄热疼痛、小便色白而混浊，又叫作蛊病，在这个时候，可用按摩，或用药物。如再不治，病就由肾传心，发生筋脉牵引拘挛，叫作瘛病，在这个时候，可用灸法，或用药物。如再不治，十日之后当会死亡。倘若病邪由肾传心，心又反传于肺，发为寒热，就会三日即死，这是疾病传行的一般次序。假如忽然暴发的病，就不必根据这个相传的次序而治。有些病不是依这个次序传变的，如忧、恐、悲、喜、怒情志之病，病邪就不依照这个次序相传，而使人大病。如因喜极伤心，心虚则肾气相乘；或因大怒，则肺气乘肝；或因思虑，则肝气乘脾；或因惊恐，则肾气虚，脾气乘肾；或因大忧，则肺气内虚，心气乘肺。这是五志激动，使病邪不以次序传变的道理。所以病虽有五，及其传化，就有五五二十五变。所谓传

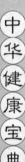

化，就是相乘的名称。

大骨软弱，大肉瘦削，胸中气满，呼吸困难，呼吸时身体振动，为期六个月就要死亡，见了真脏脉，就可以预知死日。大骨软弱，大肉瘦削，胸中气满，呼吸困难，胸中疼痛，牵引肩项，一个月之内就要死亡，若见到真脏脉，就可以预知死日。大骨软弱，大肉瘦削，胸中气满，呼吸困难，胸中疼痛，牵引肩项，全身发热，脱肉破腘，见了真脏脉，十个月之内就要死亡。大骨软弱，大肉瘦削，两肩下垂，骨髓内消，动作衰颓，真脏脉未出现，为期一年死亡，若见到真脏脉，就可以预知死日。大骨软弱，大肉瘦削，胸中气满，腹中痛，心中气郁不舒，肩项、身上俱热，破腘脱肉，目眶下陷，真脏脉出现，精脱目不见人，立即死亡；如尚能见人，是精未全脱，到了其所不胜之时便死亡了。如果正气暴虚，外邪陡然侵入人体，仓促获病，五脏气机闭塞，周身脉道不通，气不往来，如从高坠下，或落水淹溺一样，猝然病变，就无法预测死期了。其脉息绝而不至，一吸脉来五六至，虽然形肉不脱，真脏不见，仍然是要死亡的。

肝脏之真脏脉至，中外劲急，如按在刀口上一样锋利，或如按在琴弦上一样硬直，面部显青白而不润泽，毫毛枯焦乃死。心脏之真脏脉至，坚实而搏于指，就如抚按薏苡子一般，面色赤黑、没有光泽，毫毛枯焦，即死。肺脏的真脏脉至，大而空虚，好像毛羽触人皮肤一般轻虚，面部显白赤而不润泽，毫毛枯焦，就要死亡。肾脏的真脏脉至，脉象坚而沉，或如以指弹石一样坚实，面部显黑黄之色而不润泽，毫毛枯焦，就要死亡。脾脏的真脏脉至，软弱无力，快慢不匀，面部显黄青之色而不润泽，毫毛枯焦，就要死亡。总之，凡是见到五脏真脏脉的，皆为不治之死候。

黄帝道：见到真脏脉象，就要死亡，是什么道理？

岐伯说：五脏的营养，都赖于胃腑水谷之精微，因此胃是五脏的根本。故五脏之脏气不能自行到达手太阴寸口，必须赖借胃气的敷布，才能达于手太阴。因此五脏之气能够在其所主之时出现于手太阴寸口，就是有了胃气。如果邪气胜，必定使精气衰。因此病气严重时，胃气就不能与五脏之气一起到达手太阴，而为某一脏真脏脉象单独出现。真脏独现，是邪气胜而脏气伤，所以说是要死亡的。

黄帝道：讲得对！

黄帝道：大凡治病，必先诊察形体盛衰，气之强弱，色之润枯，脉之虚实，病之新久，然后及时治疗，不能错过时机。病人形气相称，是可治之症；面色光润鲜明，病亦易愈；脉搏与四时相适应，亦为可治；脉来弱而流利，是有胃气的现象，属于容易治的病。以上的病都是易治的，必须抓紧时间进行治疗。形气不相称，此谓难治；面色枯槁、没有光泽，病亦难愈；脉实而坚，病必加重；脉与四时相逆，为不可治。必须审察这四种难治之症，清楚地告诉病人。

　　所谓脉与四时相逆，是春见到肺脉，夏见到肾脉，秋见到心脉，冬见到脾脉，其脉皆悬绝无根，或沉涩不起，这就叫作逆四时。如五脏脉气不能随着时令表现于外，在春夏的时令，反见沉涩的脉象，秋冬的时令，反见浮大的脉象，这也叫作逆四时。热病脉宜洪大而反静，泄泻脉应小而反大，脱血脉应虚而反实，病在中而脉不实坚，病在外而脉反坚实。这些都是症脉相反的情况，皆难治。

　　黄帝道：我听说根据虚实的病情可以预决死生，希望告诉我其中的道理！

　　岐伯说：五实死，五虚亦死。

　　黄帝道：请问什么叫作五实、五虚？

　　岐伯说：脉盛是心受邪盛，皮热是肺受邪盛，腹胀是脾受邪盛，二便不通是肾受邪盛，闷瞀是肝受邪盛，这叫作五实。脉细是心气不足，皮寒是肺气不足，气少是肝气不足，泄泻是肾气不足，饮食不入是脾气不足，这叫作五虚。

　　黄帝问：为什么有人患了五实、五虚也可以痊愈呢？

　　岐伯说：经治疗如能吃些粥、浆之类的流食，慢慢使胃气得到恢复，大便泄泻也会逐渐停止，由于正气不再损散，五虚也可以痊愈；假如原本五虚身热无汗，经治疗而得汗，大小便通畅、邪气外达，则五实也可以痊愈。这便是有的五虚、五实能够治愈的诀窍。

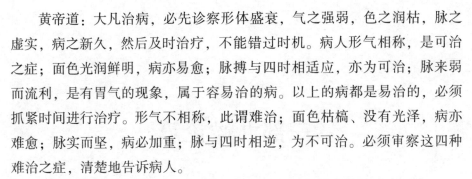

三部九候论篇

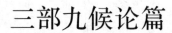

【原文】

黄帝问曰：余闻九针于夫子，众多博大，不可胜数。余愿闻要道，以属子孙，传之后世，著之骨髓，藏之肝肺，歃血^①而受，不敢妄泄，令合天道，必有终始，上应天光星辰历纪，下副四时五行。贵贱更立，冬阴夏阳，以人应之奈何？愿闻其方。

岐伯对曰：妙乎哉问也！此天地之至数。

帝曰：愿闻天地之至数，合于人形血气，通决死生，为之奈何？

岐伯曰：天地之至数，始于一，终于九焉。一者天，二者地，三者人，因而三之，三三者九，以应九野。故人有三部，部有三候，以决死生，以处百病，以调虚实，而除邪疾。

帝曰：何谓三部？

岐伯曰：有下部，有中部，有上部，部各有三候，三候者，有天有地有人也，必指而导之，乃以为真。故下部之天以候肝，地以候肾，人以候脾胃之气。

帝曰：中部之候奈何？

岐伯曰：亦有天，亦有地，亦有人。天以候肺，地以候胸中之气，人以候心。

帝曰：上部以何候之？

岐伯曰：亦有天，亦有地，亦有人。天以候头角之气，地以候口齿之气，人以候耳目之气。三部者，各有天，各有地，各有人。三而成天，三而成地，三而成人，三而三之，合则为九。九分为九野，九野为九脏。故神脏五，形脏四，合为九脏。五脏已败，其色必夭，夭必死矣。

帝曰：以候奈何？

岐伯曰：必先度其形之肥瘦，以调其气之虚实，实则泻之，虚则补之。必先去其血脉，而后调之，无问其病，以平为期。

帝曰：决死生奈何？

岐伯曰：形盛脉细，少气不足以息者危。形瘦脉大，胸中多气者死。形气相得者生，参伍②不调者病。三部九候皆相失者死。上下左右之脉相应如参舂③者病甚。上下左右相失不可数者死。中部之候虽独调，与众脏相失者死，中部之候相减者死。目内陷者死。

帝曰：何以知病之所在？

岐伯曰：察九候独小者病，独大者病，独疾者病，独迟者病，独热者病，独寒者病，独陷下者病。

以左手足上，上去踝五寸按之，庶右手足当踝而弹之，其应过五寸以上蠕蠕然者，不病；其应疾，中手浑浑然者，病；中手徐徐然者，病；其应上不能至五寸，弹之不应者，死。

是以脱肉身不去者，死。中部乍疏乍数者，死。其脉代而钩者，病在络脉。九候之相应也，上下若一，不得相失。一候后则病，二候后则病甚，三候后则病危。所谓后者，应不俱也。察其腑脏，以知死生之期。必先知经脉，然后知病脉。真脏脉见者，胜死。足太阳气绝者，其足不可屈伸，死必戴眼④。

帝曰：冬阴夏阳，奈何？

岐伯曰：九候之脉，皆沉细悬绝者为阴，主冬，故以夜半死。盛躁喘数者为阳，主夏，故以日中死。是故寒热病者，以平旦死。热中及热病者，以日中死。病风者，以日夕死。病水者，以夜半死。其脉乍疏乍数、乍迟乍疾者，日乘四季死。形肉已脱，九候虽调，犹死。七诊⑤虽见，九候皆从者，不死。所言不死者，风气之病，及经月之病，似七诊之病而非也，故言不死。若有七诊之病，其脉候亦败者死矣。必发哕噫。必审问其所始病，与今之所方病，而后各切循其脉，视其经络浮

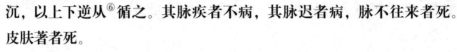

沉，以上下逆从⑥循之。其脉疾者不病，其脉迟者病，脉不往来者死。皮肤著者死。

帝曰：其可治者奈何？

岐伯曰：经病者，治其经；孙络病者，治其孙络血；血病身有痛者，治其经络。其病者在奇邪，奇邪⑦之脉则缪刺⑧之。留瘦不移，节而刺之。上实下虚，切而从之，索其结络脉，刺出其血，以见通之。瞳子高者，太阳不足；戴眼者，太阳已绝。此决死生之要，不可不察也。手指及手外踝上五指留针。

【注释】

①歃（shà）血：古时有歃血定盟的仪式，以示信守誓言。②参伍：当错综复杂讲。形容脉象不匀整。③参舂（chōng）：用石臼捣谷物，形容脉象没有次序。④戴眼：目睛上窜。⑤七诊：脉来独大、独小、独迟、独疾、独寒、独热、独陷下，谓之七诊。⑥逆从：逆是逆治，从是从治。逆治是治其病势，如以寒攻热之类。从治是从其病情，如寒因寒用之类。⑦奇邪：邪留于络脉，而不传于经的叫奇邪。⑧缪刺：是左病刺右、右病刺左的针刺方法。

【译文】

黄帝问：我听了先生讲述九候的道理后，觉得丰富广博，难以尽述。我现在希望了解其中主要的道理，以便嘱咐子孙、传于后世，我一定会将这些话铭藏肺腑，永志不忘，并遵守誓约，永不妄泄，使这些道理合于天体的运行规律，终始不息，上与日月星辰的运转相应，下与四时五行阴阳盛衰的变化相合。就五行来说有盛有衰，人怎样适应四气更迭、秋冬为阴、春夏为阳的规律？希望你讲解一下其中的道理。

岐伯回答说：问得多好啊！这是天地间至为深奥的道理。

黄帝道：我愿闻天地的至数，让它与人的形体气血相通，并决断死生，怎么才能做到？

岐伯说：天地的至数，开始于一，终止于九。一，奇数，为阳，代表天；二，偶数，为阴，代表地；人生天地之间，故以三代表人。天地人合而为三，三三为九，以应九野之数。所以人有三部，每部各有三候，可以用其来决断死生，诊断百病，从而调治虚实、祛除病邪。

黄帝道：什么叫作三部呢？

岐伯说：有下部，有中部，有上部。每部各有三候，所谓三候，是以天、地、人来代表的，必须有老师的当面指导，方能懂得部候准确之处。下部之天可以诊察肝脏的病变，下部之地可以诊察肾脏之病变，下部之人可以诊察脾胃之病变。

黄帝道：中部的诊察情况如何？

岐伯说：中部亦有天、地、人三候。中部之天可以诊察肺脏之病变，中部之地可以诊察胸中之病变，中部之人可以诊察心脏之病变。

黄帝道：上部的诊察情况如何？

岐伯说：上部也有天、地、人三候。上部之天可以诊察头角之病变，上部之地可以诊察口齿之病变，上部之人可以诊察耳目之病变。三部之中，各有天、地、人。三候为天，三候为地，三候为人，三三相乘，合为九候。脉之九候以应地之九野，地之九野以应人之九脏。所以人有肝、肺、心、脾、肾五神脏和膀胱、胃、大肠、小肠四形脏，合为九脏。若五脏已败，必见神色枯槁，枯槁者是病情危重，乃至死亡的征象。

黄帝道：诊察的方法如何？

岐伯说：必先度量病人的身形肥瘦，了解虚实，实证用泻法，虚证用补法。但必先去除血脉中的凝滞，而后调补气血的不足，不论治疗什么病都以达到气血平调为准则。

黄帝道：怎样决断死生？

岐伯说：形体盛，脉反细，气短，呼吸困难，则危。如形体瘦弱，脉反大，胸中喘满而多气的是死症。一般而论，形体与脉一致的主生，若脉来三五不调者主病。三部九候之脉与疾病完全不相适应的，主死。上下、左右之脉，相应指如舂杵捣谷，参差不齐，病必严重。若见上下、左右之脉相差甚大，而又息数错乱不可计数的，是死亡的征候。中部之脉虽然独自调匀，而与其他众脏不相协调的，也是死候；中部之脉衰减，与其他各部不相协调的，也是死候。目内陷的为正气衰竭的现象，也是死候。

黄帝道：怎样知道病的部位呢？

岐伯说：从诊察九候脉的变化，就能得知病变部位，有一部独小，或独大，或独疾，或独迟，或独热，或独寒，或独陷下（沉伏），都是有病的现象。

以左手加于病人的左足上，距离内踝五寸处按着，以右手指在病人足内踝上弹之，医者之左手即有振动的感觉，如其振动的范围超过五寸以上，蠕蠕而动，为正常现象；如其振动急剧而大，应手快速而浑乱不清的，为病态；若振动微弱，应手迟缓，应为病态；如若振动不能上及五寸，用较大的力量弹之，仍没有反应，是为死候。

身体极度消瘦，体弱不能行动，是死征。中部之脉或快或慢，无规律，为气脉败乱之兆，亦为死征。如脉代而钩，为病在络脉。九候之脉，应相互适应，上下如一，不应该有参差。如九候之中有一候不一致，则有病态；有两候不一致，就是病重；有三候不一致，就达病危。诊察病邪所在之脏腑，以知死生的时间。临症诊察，必先知道正常之脉，然后才能知道有病之脉。若见到真脏脉象，胜己的时间便要死亡。足太阳经脉气绝，则两足不能屈伸，死亡之时，必两目上视。

黄帝道：冬为阴，夏为阳，脉象如何与之相应？

岐伯说：九候的脉象，都是沉细悬绝的，为阴，冬令死于阴气极盛之夜半。如脉盛大、躁动、喘而疾数的，为阳，主夏令，所以死于阳气旺盛之日中。寒热交作的病，死于阴阳交会的平旦之时。热中及热之病，死于日中阳极之时。病风，死于傍晚阳衰之时。病水，死于夜半阴极之时。其脉象忽疏忽数，忽迟忽急，乃脾气内绝，死于辰戌丑未之时，也就是平旦、日中、日夕、夜半、日乘四季的时候。若形坏肉脱，虽九候协调，犹是死亡的征象。假使七诊之脉虽然出现，而九候都顺于四时的，就不一定是死候。所说不死的病，指心感风病，或月经之病，虽见类似七诊之病脉，而实不相同，所以说不是死候。若七诊出现、其脉候有败坏现象的，这是死征。死的时候必发呃逆等征候。因此治病之时，必须详细询问他的起病情形和现在的症状，然后按各部分，切其脉搏以观察其经络的浮沉，以及上下逆顺。如其脉来流利的，不病；脉来迟缓的，为病；脉不往来的，是死候。久病肉脱，皮肤干枯着于筋骨的，亦是死候。

黄帝道：那些可治的病，应怎样治疗呢？

岐伯说：病在经的，刺其经；病在孙络的，刺孙络使其出血；血病而有身痛症状的，则治其经与络。若病邪留在大络，则用右病刺左、左病刺右的缪刺法治之。若邪气久留不移，应根据情况刺之。上实下虚，当切按其脉来探索其脉络郁结的所在，刺出其血，以通其气。两目上视的，是太阳经脉之气不足；两目上视而又眼珠凝定不动的，为太阳经脉之气败绝，必死无疑。这是判断疾病预后死生的要诀，临床中不可不认真研究。

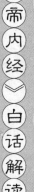

经脉别论篇

【原文】

黄帝问曰：人之居处、动静、勇怯，脉亦为之变乎？

岐伯对曰：凡人之惊恐恚劳动静，皆为变也。是以夜行则喘出于肾，淫气①病肺。有所堕恐，喘出于肝，淫气害脾。有所惊恐，喘出于肺，淫气伤心。度水跌仆，喘出于肾与骨，当是之时，勇者气行则已，怯者则着而为病也。故曰：诊病之道，观人勇怯骨肉皮肤，能知其情，以为诊法也。故饮食饱甚，汗出于胃；惊而夺精，汗出于心；持重远行，汗出于肾；疾走恐惧，汗出于肝；摇体劳苦，汗出于脾。故春秋冬夏，四时阴阳，生病起于过用，此为常也。

食气入胃，散精于肝，淫气于筋。食气入胃，浊气归心，淫精于脉。脉气流经，经气归于肺，肺朝百脉，输精于皮毛。脉合精，行气于腑。腑精神明，留于四脏。气归于权衡，权衡以平，气口成寸，以决死生。饮入于胃，游溢精气，上输于脾；脾气散精，上归于肺，通调水道，下输膀胱。水精四布，五经并行，合于四时五脏阴阳，揆度以为常也。

太阳脏独至②，厥喘虚气逆，是阴不足阳有余也，表里当俱泻，取之下俞。阳明脏独至，是阳气重并也，当泻阳补阴，取之下俞。少阳脏独至，是厥气也，跷前卒大，取之下俞。少阳独至者，一阳之过也。太阴脏搏者，用心省真，五脉气少，胃气不平，三阴也，宜治其下俞，补阳泻阴。

一阳独啸③，少阳厥也，阳并于上，四脉争张，气归于肾，宜治其经络，泻阳补阴。

一阴至，厥阴之治也，真虚痟心^④，厥气留薄，发为白汗^⑤，调食和药，治在下俞。

帝曰：太阳脏何象？

岐伯曰：象三阳而浮也。

帝曰：少阳脏何象？

岐伯曰：象一阳也，一阳脏者，滑而不实也。

帝曰：阳明脏何象？

岐伯曰：象大浮也。太阴脏搏，言伏鼓也；二阴搏至，肾沉不浮也。

【注释】

①淫气：偏胜的病气。②独至：是说由于一脏偏盛，而其气独至。③啸：在本文中当耳鸣讲。④痟（yuān）心：心痛。⑤白汗：不知其义，有说是"自汗"之误，今存疑。

【译文】

黄帝问道：人们的居住环境、活动、安静、勇敢、怯懦有所不同，其经脉血气也随着变化吗？

岐伯回答说：人在惊恐、愤怒、劳累、活动或安静的情况下，经脉血气都要受到影响而发生变化。所以夜间远行劳累就会扰动肾气，使肾气不能闭藏而外泄，则气喘出于肾脏，其偏胜之气，就会侵犯肺脏。若因堕坠而受到恐吓，就会扰动肝气，而喘出于肝，其偏胜之气就会侵犯脾脏。或有所惊恐，惊则神越气乱，扰动肺气，喘出于肺，其偏胜之气就会侵犯心脏。渡水而跌仆，跌仆伤骨，肾主骨，水湿之气通于肾，致肾气和骨气受到扰动，气喘于肾和骨，在这种情况下，身体强盛的人，气血畅行，不会出现什么病变，怯弱的人，气血留滞，就会发生病变。所以说：诊察疾病，观察病人的勇怯及骨骼、肌肉、皮肤的变化，便能了解病情，并以此作为诊病的方法。在饮食过饱的时候，则食气蒸发而汗出于胃；惊则神气浮越，则心气受伤而汗出于心；负重远行的时候，则胃劳气越，肾气受伤而汗出于肾；疾走而恐惧的时候，由于疾走伤筋，恐惧伤魂，则肝气受伤而汗出

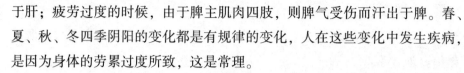

于肝；疲劳过度的时候，由于脾主肌肉四肢，则脾气受伤而汗出于脾。春、夏、秋、冬四季阴阳的变化都是有规律的变化，人在这些变化中发生疾病，是因为身体的劳累过度所致，这是常理。

五谷入胃，其所化生的一部分精微之气输散到肝脏，再由肝将此精微之气滋养于筋。五谷入胃，其所化生的另一部分精微之气注入于心，再由心将此精气滋养于血脉。血气流行在经脉之中，到达于肺，肺又将血气输送到全身百脉中去，最后把精气输送到皮毛。脉和精气汇合，又流归于六腑。六腑中精微之气化生神明，周流于四脏。这些正常的生理活动，都要取决于气血阴阳的平衡，气血阴阳平衡，表现在气口的脉搏变化上，气口的脉搏，可以判断疾病的轻重。水液入胃之后，游溢布散其精气，上行输送于脾；经脾的精微布散传输，上归于肺，肺气运行，通调水道，下输于膀胱。如此则水精四布，外而布散于皮毛，内而灌输于五脏之经脉，并能合于四时寒暑的变动和五脏阴阳的变化，做出适当的调节，这就是经脉正常的生理现象。

太阳经脉偏盛，则发生厥逆、喘息、虚气上逆等症状，这是阴不足而阳有余，表里两经俱当用泻法，取足太阳经的束骨穴和足少阴经的太溪穴。阳明经脉偏盛，是太阳、少阳之气重并于阳明，当用泻阳补阴的治疗方法，当泻足阳明经的陷谷穴，补太阴经的太白穴。少阳经脉偏盛，是厥气上逆，所以阳跷脉前的少阳脉猝然盛大，当取足少阳经的临泣穴。少阳经脉偏盛而独至，就是少阳太过。太阴经脉鼓搏有力，应当细心地审查是否是真脏脉至，若不是真脏外泄，就是五脏之脉均气少，胃气又不平和，这是足太阴脾太过，应当用补阳泻阴的治疗方法，补足阳明之陷谷穴，泻足太阴之太白穴。

二阴经脉偏盛，是少阴厥气上逆，而阳气并越于上，心、肝、脾、肺四脏受其影响，四脏之脉争张于外，病的根源在于肾，应治其表里的经络，泻足太阳经的经穴昆仑、络穴飞扬，补足少阴的经穴复溜，络穴大钟。

一阴经脉偏盛，是厥阴所主，出现真气虚弱，心中酸痛不适的症状，厥气留于经脉与正气相搏而大汗出，应该注意饮食调养和药物的治疗，如用针刺，当取厥阴经下部的太冲穴，以泄其邪。

黄帝说：太阳经的脉象是怎样的呢？

岐伯说：其脉象似三阳之气浮盛于外，所以脉浮。

黄帝说：少阳经的脉象是怎样的呢？

岐伯说：其脉象似一阳经脉一样，滑而不实。

黄帝说：阳明经的脉象是怎样的呢？

岐伯说：其脉象大而浮，太阴经的脉象搏动，虽沉伏而指下仍搏击有力；少阴经的脉象搏动，是沉而不浮。

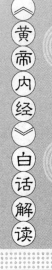

宝命全形论篇

【原文】

黄帝问曰：天覆地载，万物悉备，莫贵于人。人以天地之气生，四时之法成。君王众庶，尽欲全形，形之疾病，莫知其情，留淫日深，著于骨髓。心私虑之，余欲针除其疾病，为之奈何？

岐伯对曰：夫盐之味咸者，其气令器津泄；弦绝者，其音嘶败；木敷①者，其叶发②；病深者，其声哕。人有此三者，是谓坏腑，毒药无治，短针无取，此皆绝皮伤肉，血气争矣。

帝曰：余念其痛，心为之乱惑，反甚其病，不可更代。百姓闻之，以为残贼，为之奈何？

岐伯曰：夫人生于地，悬命于天，天地合气，命之曰人。人能应四时者，天地为之父母；知万物者，谓之天子。天有阴阳，人有十二节；天有寒暑，人有虚实。能经天地阴阳之化者，不失四时；知十二节之理者，圣智不能欺也；能存八动③之变，五胜④更立；能达虚实之数者，独出独入，呿吟⑤至微，秋毫在目。

帝曰：人生有形，不离阴阳；天地合气，别为九野，分为四时。月有小大，日有短长，万物并至，不可胜量，虚实呿吟，敢问其方？

岐伯曰：木得金而伐，火得水而灭，土得木而达⑥，金得火而缺⑦，水得土而绝。万物尽然，不可胜竭。故针有悬布天下者五，黔首⑧共余食，莫知之也。一曰治神，二曰知养身，三曰知毒药为真，四曰制砭石小大，五曰知腑脏血气之诊。五法俱立，各有所先。今末世之刺也，虚者实之，满者泄之，此皆众工所共知也。若夫法天则地，随应而动，和之者若响，随之者若影。道无鬼神，独来独往。

帝曰：愿闻其道。

岐伯曰：凡刺之真，必先治神，五脏已定，九候已备，后乃存针。众脉不见，众凶弗闻。外内相得，无以形先，可玩往来，乃施于人。人有虚实，五虚⑨勿近，五实⑩勿远，至其当发，间不容瞚⑪。手动若务，针耀而匀。静意视息，观适之变，是谓冥冥⑫，莫知其形，见其乌乌，见其稷稷，徒见其飞，不知其谁，伏如横弩，起如发机。

帝曰：何如而虚？何如而实？

岐伯曰：刺虚者须其实，刺实者须其虚。经气已至，慎守勿失。深浅在志，远近若一。如临深渊，手如握虎，神无营于众物。

【注释】

①木敷：在本节是指木气消散。②叶发：在本节是指树叶堕落。③八动：即八风的变动。④五胜：五行各有胜制，胜则贼害，制则生化。⑤呿（qù）吟：开口所出的声叫呿，闭口所出的声叫吟。⑥土得木而达：《素问绍识》作"土得木而夺"。⑦缺：当"破"讲。⑧黔（qián）首：黎民百姓。⑨五虚：五脏的精气虚。⑩五实：五邪相乘的实证。⑪瞚（shùn）：目转动。⑫冥（míng）冥：无影无形的意思。

【译文】

黄帝问道：天地之间，万物具备，没有一样东西比人更宝贵了。人依靠天地之大气和水谷之精气生存，并随着四时生长收藏的规律而生活着。上至君主，下至平民，任何人都愿意保全形体的健康，但是往往有了病，却因病轻而难于察知，让病邪稽留，逐渐发展，日益深沉，乃至深入骨髓。我对此甚感忧虑，要解除他们的痛苦，应该怎样办才好？

岐伯回答说：盐味是咸的，当储藏在器具中的时候，看到渗出水来，这就是盐气外泄；琴弦将要断的时候，就会发出嘶破的声音；内部已坏的树木，其枝叶好像很繁茂，实际上外盛中空，极容易萎谢；人在疾病深重的时候，就会产生呃逆。人要是有了这样的现象，说明内脏已有严重破坏，药物和针灸都失去治疗作用，因为皮肤、肌肉受伤败坏，血气枯槁，已经很难挽回了。

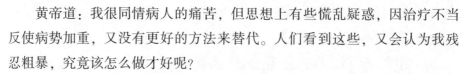

黄帝道：我很同情病人的痛苦，但思想上有些慌乱疑惑，因治疗不当反使病势加重，又没有更好的方法来替代。人们看到这些，又会认为我残忍粗暴，究竟该怎么做才好呢？

岐伯说：一个人的生活，和自然界是密切相关的，天地之气相合，才产生了人。人能适应四时变迁，则自然界的一切，都成为他生命的泉源；能够知道万物生长收藏的道理的人，就是天子了，有条件承受和运用万物。人与自然是相应的，天有阴阳，人有十二骨节；天有寒暑，人有虚实盛衰。能够应天地阴阳的变化，不违背四时的规律；了解十二骨节的道理，就能明达事理，不会被疾病现象弄糊涂了；掌握八风的演变，五行的衰旺；通达病人虚实的变化，就一定能有独到的见解，哪怕对病人的呵欠、呻吟及微小的动态，也能够明察秋毫，洞明底细。

黄帝道：人生而有形体，离不开阴阳的变化；天地二气相合而生万物，从经纬上来讲可以分为九野，从气候上来讲可以分为四时。月份有小大，白昼有短长，天地间万物的生长变化更是不可胜数，希望根据患者微细的哈欠及呻吟就能判断出疾病的虚实变化。请问运用什么方法，能够加以认识和处理呢？

岐伯说：可根据五行变化的道理来分析。木遇到金，就能折伐；火遇到水，就能熄灭；土被木殖，就能疏松；金遇到火，就能熔化；水遇到土，就能遏止。这种变化，万物都是一样的，不胜枚举。所以用针刺来治疗疾病，能够惠泽天下人民的，有五大关键，但人们都弃于不顾，不懂得这些道理。所谓五大关键：一是要精神专一，二是要了解养身之道，三是要熟悉药物真正的性能，四是要注意制取砭石的大小，五是要懂得脏腑血气的诊断方法。能够懂得这五项要道，就可以掌握缓急先后。近世运用针刺，一般的用补法治虚、泻法制满，这是大家都知道的。若能按照天地阴阳的道理，随机应变，那么疗效就能更好，如响应声、如影随形。医学的道理并没有什么神秘的，只要懂得这些道理，就能运用自如了。

黄帝道：希望听你讲讲用针刺的道理。

岐伯说：凡用针，必先集中思想，了解五脏的虚实，三部九候脉象的变化，然后下针。针刺时，必须全神贯注，不为外物所扰。还要注意察色诊脉，观察外形与内脏是否协调，不能单独以外形为依据，更要熟悉经脉血气往来的情况才可施针于病人。病人有虚实之分，见到五虚，不可草率下针治疗，见到五实，不可轻易放弃针刺治疗，应该掌握针刺的时机，不然在瞬息之间就会错过机会。针刺时手的动作要专一协调，针要洁净而均匀。医者要平心静意，把握脉象气机，血气无形无貌，但气至之时好像鸟一样集合，气盛之时好像稷一样繁茂。气之往来，正如见鸟之飞翔，无从捉摸它形迹的起落。所以用针之法，当气未至的时候，应该留针候气，正如横弩之待发，气应的时候，则当迅速起针，正如弩箭之疾出。

黄帝道：怎样治疗虚证？怎样治疗实证？

岐伯说：刺虚证，须用补法，刺实证，须用泻法。当针下感到经气至，则应慎重掌握，不失时机地运用补泻方法。针刺无论深浅，全在灵活掌握，取穴无论远近，候针取气的道理是一致的，针刺时都必须精神专一。好像面临万丈深渊，小心谨慎，又好像手中捉着猛虎那样坚定有力，全神贯注，不为其他事物所分心。

八正神明论篇

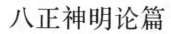

【原文】

黄帝问曰：用针之服①，必有法则焉，今何法何则？

岐伯对曰：法天则地，合以天光。

帝曰：愿卒闻之。

岐伯曰：凡刺之法，必候日月星辰，四时八正之气，气定乃刺之。是故天温日明，则人血淖液②而卫气浮；天寒日阴，则人血凝泣而卫气沉。月始生，则血气始精③，卫气始行；月郭④满，则血气实，肌肉坚；月郭空，则肌肉减，经络虚，卫气去，形独居，是以因天时而调血气也。是以天寒无刺，天温无疑；月生无泻，月满无补；月郭空无治。是谓得时而调之。因天之序，盛虚之时，移光定位⑤，正立而待之。故曰月生而泻，是谓重虚；月满而补，血气盈溢，络有留血，命曰重实；月郭空而治，是谓乱经。阴阳相错，真邪不别，沉以留止，外虚内乱，淫邪乃起。

帝曰：星辰八正四时何候？

岐伯曰：星辰者，所以制日月之行也。八正者，所以候八风之虚邪，以时至者也；四时者，所以分春秋冬夏之气所在，以时调之也。八正之虚邪，而遇之勿犯也。以身之虚，而逢天之虚，两虚相感，其气至骨，入则伤五脏，工候救之，弗能伤也。故曰：天忌不可不知也。

帝曰：善。其法星辰者，余闻之矣，愿闻法往古者。

岐伯曰：法往古者，先知《针经》也。验于来今者，先知日之寒温，月之虚盛，以候气之浮沉，而调之于身，观其立有验也。观于冥冥^⑥者，言形气荣卫之不形于外，而工独知之。以日之寒温，月之虚盛，四时气之浮沉，参伍相合而调之。工常先见之，然而不形于外，故曰观于冥冥焉。通于无穷者，可以传于后世也，是故工之所以异也。然而不形见于外，故俱不能见也。视之无形，尝之无味，故谓冥冥，若神仿佛。

虚邪者，八正之虚邪气也。正邪者，身形若用力，汗出，腠理开，逢虚风，其中人也微，故莫知其情，莫见其形。上工救其萌芽，必先见三部九候之气，尽调不败而救之，故曰上工。下工救其已成，救其已败。救其已成者，言不知三部九候之相失，因病而败之也。知其所在者，知诊三部九候之病脉处而治之。故曰守其门户焉，莫知其情而见邪形也。

帝曰：余闻补泻，未得其意。

岐伯曰：泻必用方。方者，以气方盛也，以月方满也，以日方温也，以身方定也。以息方吸而内针，乃复候其方吸而转针，乃复候其方呼而徐引针。故曰泻必用方，其气乃行焉。补必用员。员者行也，行者移也，刺必中其荣，复以吸排针也。故员与方，排针也。故养神者，必先知形之肥瘦，荣卫血气之盛衰。血气者，人之神，不可不谨养。

帝曰：妙乎哉论也！合人形于阴阳四时，虚实之应，冥冥之期，其非夫子孰能通之？然夫子数言形与神，何谓形？何谓神？愿卒闻之。

岐伯曰：请言形，形乎形，目冥冥。问其所病，索之于经，慧然在前。按之不得，不知其情，故曰形。

帝曰：何谓神？

岐伯曰：请言神。神乎神，耳不闻，目明心开而志先，慧然独悟，口弗能言。俱视独见，适若昏，昭然独明，若风吹云，故曰神。三部九候为之原，九针之论不必存也。

【注释】

①用针之服：用针的技术。服，当"事"讲。②淖液：就是濡湿润泽的意思。③精：流利的意思。④月郭：指月的轮廓而言。⑤移光定位：光，指日光、月光。这里是说天的阴晴和月的圆缺。位，指针刺穴位。就是要根据

天的阴晴和月的圆缺，以决定针刺准则。⑥冥冥：无形无色。

【译文】

黄帝问道：用针的技术，必然有一定的方法准则，究竟有什么方法，什么准则呢？

岐伯回答说：要在一切自然现象的演变中去体会。

黄帝道：愿详尽地了解一下。

岐伯说：凡针刺之法，必须观察日月星辰盈亏消长及四时八正之气候变化，方可运用针刺方法。所以气候温和，日色晴朗时，则人的血液流行滑润，而卫气浮于表，血容易泻，气容易行；气候寒冷，天气阴霾，则人的血行也滞涩不畅，而卫气沉于里。月亮初生的时候，血气随月新生，卫气随之畅行；月正圆的时候，则人体血气充实，肌肉坚实；月黑无光的时候，肌肉减弱，经络空虚，卫气衰减，形体独居，所以要顺着天时而调血气。因此，天气寒冷，不要针刺；天气温和，不要迟缓；月亮初生的时候，不可用泻法；月亮正圆的时候，不可用补法；月黑无光的时候，不要针刺。这就是所谓顺着天时而调治气血的法则。因天体运行有一定顺序，故月亮有盈亏盛虚，观察日影的长短，可以定四时八正之气。所以说：月牙初生时而泻，就会使内脏虚弱；月正圆时而补，使血气充溢于表，使络脉中血液留滞，这叫作重实；月黑无光的时候用针刺，就会扰乱经气，叫作乱经。这样的治法必然引起阴阳相错，真气与邪气不分，使病变反而深入，致卫外的阳气虚竭，内守的阴气紊乱，淫邪就发生了。

黄帝道：星辰、八正、四时如何候察？

岐伯说：观察星辰的方位，可以定出日月循行的度数。观察八节常气的交替，可以测出异常八方之风是什么时候来的、是怎样为害于人的；观察四时，可以分别春夏秋冬正常气候之所在，以便随时序来调养。可以避免八方不正之气候，不受其侵犯。假如虚弱的体质，再遭受自然界虚邪贼风的侵袭，两虚相感，邪气就可以侵犯筋骨，再深入一步，就可以伤害五脏，懂得气候变化治病的医生，就能及时挽救病人，让病人不至于受到更严重的伤害。所以说天时的宜忌，不可不知。

黄帝道：讲得好！关于取法于星辰的道理，我已经知道了，希望你讲讲怎样效法于前人。

岐伯说：要取法和运用前人的学术，先要懂得《针经》。要想把古人的经验验证于现在，必先知道日之寒温，月之盈亏，四时气候的浮沉，而用以调治于病人，就可以看到这种方法是确实有效的。所谓观察其无形无色，就是说荣卫气血的变化虽不显露于外，而医生却能懂得。他从日之寒温、月之盈亏、四时气候之浮沉等，进行综合分析，做出判断，然后进行调治。因此医生对于疾病有先见之明，然而疾病并未显露于外，因此说这是观察于无形无色。能够运用这种方法，通达各种事理，他的经验就可以流传于后世，这是学识经验丰富的医生不同于一般人的地方。然而病情是不显露在表面的，所以一般人都不容易发现，看不到形迹、尝不出味道，所以叫作"冥冥"，好像神灵一般，难以捉摸。

虚邪，就是四时八节的虚邪贼风。正邪，就是人在劳累时汗出而腠理开，偶尔遭受虚风，正邪伤人轻微，没有明显的感觉，也无明显的病状表现，所以一般医生观察不出病情。技术高明的医生，在疾病初起，三部九候之脉气都调和而未败坏之时，就给予早期救治，所以称为"上工"。"下工"临症，是要等疾病已经形成，甚或至于恶化阶段，才进行治疗。下工是因为不懂得三部九候的相得相失，致使疾病发展并恶化了。要明了疾病之所在，必从三部九候的脉象中详细诊察，知道疾病的变化，才能进行早期治疗。所以说：掌握三部九候，好像看守门户一样重要，虽然外表尚未见到病情，而医者已经知道疾病的形迹了。

黄帝道：我听说针刺有补泻二法，但不懂得它的意义。

岐伯说：泻法必须掌握一个"方"字。所谓"方"，就是正气方盛，月亮方满，天气方温和，身心方稳定的时候。并且要在病人吸气的时候进针，再等到他吸气的时候转针，还要等他呼气的时候慢慢地拔出针来。所以说泻必用方，才能发挥泻的作用，使邪气泻去而正气运行。补法必须掌握一个"圆"字。所谓"圆"，就是行气，行气就是导移其气以达病所，针刺时必须达到荣分，还要在病人吸气时拔针。所谓"圆"与"方"，并不是指针的形状。一个技术高超且有修养的医生，必须明了病人形体的肥瘦，营卫血气的盛衰。因为血气是人之神的物质基础，不可不谨慎地保养。

黄帝道：多么奥妙的论述啊！把人身的变化和阴阳四时虚实联系起来，这是非常微妙的结合，要不是先生，谁能够弄得懂呢？然而先生屡次说到形如神，究竟什么叫形？什么叫神？请你详尽地讲一讲。

岐伯说：请让我先讲形。所谓形，就是反映于外的体征，体表只能察之概况。只要问明发病的原因，再仔细诊察经脉变化，则病情就清楚地摆在面前。要是按寻之仍不可得，那么便不容易知道他的病情了，因外部有形迹可察，所以叫作形。

黄帝道：什么叫神？

岐伯说：请让我再讲神。所谓神，就是望而知之，耳朵虽然没有听到病人的主动诉说，但通过望诊，眼中就明了它的变化，亦已心中有数，先得出这一疾病的概念，这种心领神会的迅速独悟，不能用言语来形容。有如观察一个东西，大家没有看到，但他能运用望诊就能够独自看到，有如在黑暗之中，大家都很昏黑，但他能运用望诊就能够昭然独明，好像风吹云散，所以叫作神。诊病时，若以三部九候为本原，就不必局限于九针的理论了。

热论篇

【原文】

黄帝问曰：今夫热病者，皆伤寒之类也。或愈或死，其死皆以六七日之间，其愈皆以十日以上者，何也？不知其解，愿闻其故。

岐伯对曰：巨阳者，诸阳之属也。其脉连于风府，故为诸阳主气也。人之伤于寒也，则为病热，热虽甚不死。其两感于寒①而病者，必不免于死。

帝曰：愿闻其状。

岐伯曰：伤寒一日，巨阳受之，故头项痛，腰脊强。二日，阳明受之，阳明主肉，其脉挟鼻络于目，故身热，目疼而鼻干，不得卧也。三日，少阳受之，少阳主胆，其脉循胁络于耳，故胸胁痛而耳聋。三阳经络皆受其病，而未入于脏者，故可汗而已；四日，太阴受之，太阴脉布胃中，络于嗌，故腹满而嗌干。五日，少阴受之，少阴脉贯肾络于肺，系舌本，故口燥舌干而渴。六日，厥阴受之，厥阴脉循阴器而络于肝，故烦满而囊缩。三阴三阳，五脏六腑皆受病，荣卫不行，五脏不通，则死矣。

其不两感于寒者，七日，巨阳病衰，头痛少愈。八日，阳明病衰，身热少愈。九日，少阳病衰，耳聋微闻。十日，太阴病衰，腹减如故，则思饮食。十一日，少阴病衰，渴止不满，舌干已而嚏。十二日，厥阴病衰，囊纵，少腹微下，大气②皆去，病日已矣。

帝曰：治之奈何？

岐伯曰：治之各通其脏脉，病日衰已矣。其未满三日者，可汗而已；其满三日者，可泄而已。

帝曰：热病已愈，时有所遗者，何也？

岐伯曰：诸遗者，热甚而强食之，故有所遗也。若此者，皆病已衰而热有所藏，因其谷气相薄，两热相合，故有所遗也。

帝曰：善。治遗奈何？

岐伯曰：视其虚实，调其逆从，可使必已矣。

帝曰：病热当何禁之？

岐伯曰：病热少愈，食肉则复，多食则遗，此其禁也。

帝曰：其病两感于寒者，其脉应与其病形何如？

岐伯曰：两感于寒者，病一日，则巨阳与少阴俱病，则头痛，口干而烦满；二日，则阳明与太阴俱病，则腹满，身热，不欲食，谵言；三日，则少阳与厥阴俱病，则耳聋，囊缩而厥。水浆不入，不知人，六日死。

帝曰：五脏已伤，六腑不通，荣卫不行，如是之后，三日乃死，何也？

岐伯曰：阳明者，十二经脉之长也。其血气盛，故不知人，三日其气乃尽，故死矣。

凡病伤寒而成温者，先夏至日者为病温，后夏至日者为病暑。暑当与汗皆出，勿止。

【注释】

①两感于寒：伤寒未愈，再感于寒，致脏腑阴阳俱受损伤。②大气：在本文指邪气。

【译文】

黄帝问道：现在所说的外感发热的疾病，都属于伤寒一类。其中有的痊愈，有的死亡，死亡的往往在六七日之间，痊愈的都在十日以上，这是什么道理呢？我不知如何解释，想听听其中的道理。

岐伯回答说：太阳经为六经之长，统摄阳分，故诸阳皆隶属太阳。太阳的经脉连于风府，与督脉、阳维相会，所以太阳为诸阳主气。人感受寒邪以后，就要发热，发热虽重，一般不会死亡。如果阴阳二经表里同时感受寒邪而发病，就难免于死亡了。

黄帝说：我想知道伤寒的症状。

岐伯说：伤寒病一日，为太阳经感受寒邪，足太阳经脉从头下来，挟脊抵腰中，所以头项痛，腰脊强直不舒。二日阳明经受病，阳明主肌肉，足阳明经脉挟鼻络于目，下行入腹，所以身热目痛而鼻干，不能安卧。三日少阳经受病，少阳主胆，足少阳经脉循胁肋而上络于耳，所以胸胁痛而耳聋。若三阳经络皆受病，尚未传入脏腑的，都可以发汗而愈。四日太阴经受病，足太阴经脉散布于胃中，上络于咽，所以腹中胀满而咽干。五日少阴经受病，足少阴经脉贯肾、络肺，上系舌本，所以口燥舌干而渴。六日厥阴经受病，足厥阴经脉环阴器而络于肝，所以烦闷而阴囊收缩。如果三阴三阳经脉和五脏六腑均受病，以致营卫不能运行、五脏之气不通，人就要死亡了。

如果病不是阴阳表里两感于寒邪的，则第七日太阳病衰，头痛稍愈。八日阳明病衰，身热稍退。九日少阳病衰，耳聋将逐渐能听到声音。十日太阴病衰，腹满已消，恢复正常，而欲饮食。十一日少阴病衰，口不渴，不胀满，舌不干，能打喷嚏。十二日厥阴病衰，阴囊松弛，渐从少腹下垂，至此，大邪之气已去，逐渐痊愈。

黄帝说：怎么治疗呢？

岐伯说：治疗时，应根据病在何脏何经，分别予以施治，病将日渐衰退而愈。对这类病的治疗原则，一般病未满三日，而邪犹在表的，可发汗而愈；病已满三日，邪已入里的，可以泻下而愈。

黄帝说：热病已经痊愈，常有余邪不尽，是什么原因呢？

岐伯说：凡是余邪不尽的，都是因为在发热较重的时候强进饮食，因而有余热遗留。像这样的病，都是病势虽然已经衰退，但尚有余热蕴藏于内，如勉强让病人进食，则必因饮食不化而生热，与残存的余热相搏，则两热相合，又重新发热，因而有余热不尽的情况出现。

黄帝说：好，怎样治疗余热呢？

岐伯说：应诊察病的虚实，或补或泻，予以适当治疗，可使其痊愈。

黄帝说：发热的病人在护理上有什么禁忌呢？

岐伯说：当病人热势稍衰的时候，吃了肉食，病即复发，如果饮食过

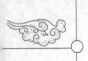

多，则出现余热不尽，这都是热病应当禁忌的。

黄帝说：表里同伤于寒邪的两感症，其脉和症状是怎样的呢？

岐伯说：阴阳表里同时感受寒邪的两感症：第一日为太阳与少阴两经同时受病，其症状既有太阳的头痛，又有少阴的口干和烦闷；第二日为阳明与太阴两经同时受病，其症状既有阳明的身热、妄语，又有太阳的腹满不欲食；第三日为少阳与厥阴两经同时受病，其症状既有少阳之耳聋，又有厥阴的阴囊收缩和四肢发冷。如果病势发展至水浆不入，神昏不知人的程度，到第六天便死亡了。

黄帝说：病已发展至五脏已伤、六腑不通、营卫不行，像这样的病，三天以后死亡，是什么道理呢？

岐伯说：阴阳为十二经之长。此经脉的气血最盛，所以病人容易神志昏迷，三天以后，阳明的气血已经竭尽，所以死亡。

大凡伤于寒邪而成为温热病的，病发于夏至日以前的就称为温病，病发于夏至日以后的就称为暑病。暑病汗出时，可使暑热从汗散泄，所以暑病汗出时，不要制止。

中华健康宝典

咳论篇

【原文】

黄帝问曰：肺之令人咳，何也？

岐伯对曰：五脏六腑皆令人咳，非独肺也。

帝曰：愿闻其状。

岐伯曰：皮毛者，肺之合也。皮毛先受邪气，邪气以从其合也。其寒饮食入胃，从肺脉上至于肺则肺寒，肺寒则外内合邪，因而客之，则为肺咳。五脏各以其时受病，非其时，各传以与之。人与天地相参，故五脏各以治时感于寒则受病。微则为咳，甚者为泄为痛。乘秋则肺先受邪，乘春则肝先受之，乘夏则心先受之，乘至阴则脾先受之，乘冬则肾先受之。

帝曰：何以异之？

岐伯曰：肺咳之状，咳而喘，息有音，甚则唾血。心咳之状，咳则心痛，喉中介介①如梗状，甚则咽肿喉痹。肝咳之状，咳则两胁下痛，甚则不可以转，转则两胠②下满。脾咳之状，咳则右胁下痛，阴阴③引肩背，甚则不可以动，动则咳剧。肾咳之状，咳则腰背相引而痛，甚则咳涎。

帝曰：六腑之咳奈何？安所受病？

岐伯曰：五脏之久咳，乃移于六腑。脾咳不已，则胃受之；胃咳之状，咳而呕，呕甚则长虫出。肝咳不已，则胆受之；胆咳之状，咳呕胆汁。肺咳不已，则大肠受之；大肠咳状，咳而遗矢④。心咳不已，则小肠受之；小肠咳状，咳而失气，气与咳俱失。肾咳不已，则膀胱受之；

膀胱咳状，咳而遗溺。久咳不已，则三焦受之，三焦咳状，咳而腹满，不欲食饮。此皆聚于胃，关于肺，使人多涕唾而面浮肿气逆也。

帝曰：治之奈何？

岐伯曰：治脏者，治其俞；治腑者，治其合；浮肿者，治其经。

帝曰：善。

【注释】

①介介：强直之象，乃形容喉中如有物阻塞的现象。②胠：即胁下。③阴阴：即隐隐之意。④遗矢："矢"与"屎"同，就是大便不禁。

【译文】

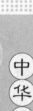

黄帝问道：肺脏有病能使人咳嗽，这是什么道理？

岐伯回答说：五脏六腑有病都能使人咳嗽，不单是肺病如此。

黄帝说：请告诉我各种咳嗽的症状。

岐伯说：皮毛与肺是相配合的。皮毛先感受了外邪，邪气就会影响到肺脏。再由于吃了寒冷的食物，寒气从胃循着肺脉上于肺，引起肺寒，这样就使内外寒邪相合，停留于肺脏，从而成为肺咳。至于五脏六腑之咳，是五脏各在其所主的时令受病，并非在肺所主之时受病，而是各脏之病传给肺的。人和自然界是相应的，故五脏在其所主的时令受了寒邪，便能得病。若轻微的，则发生咳嗽，严重的，寒气入里就成为腹泻、腹痛。所以当秋天的时候，肺先受邪；当春天的时候，肝先受邪；当夏天的时候，心先受邪；当长夏太阴所主之时，脾先受邪；当冬天的时候，肾先受邪。

黄帝道：这些咳嗽怎样鉴别呢？

岐伯说：肺咳的症状，咳而气喘，呼吸有声，甚至唾血。心咳的症状，咳则心痛，喉中好像有东西梗塞一样，甚至咽喉肿痛闭塞。肝咳的症状，咳则两侧胁肋下疼痛，严重的甚至不能行走，如果行走两脚就会浮肿。脾咳的症状，咳则右胁下疼痛，疼痛隐隐牵引肩背，甚至不可以动，一动就会使咳嗽加剧。肾咳的症状，咳则腰背互相牵引作痛，甚至咳吐痰涎。

黄帝道：六腑咳嗽的症状如何？是怎样受病的呢？

岐伯说：五脏咳嗽日久不愈，就要传移于六腑。例如脾咳不愈，则胃就受病；胃咳的症状，咳而呕吐，甚至呕出蛔虫。肝咳不愈，则胆就受病；

胆咳的症状是咳而呕吐胆汁。肺咳不愈，则大肠受病；大肠咳的症状，咳而大便失禁。心咳不愈，则小肠受病；小肠咳的症状是咳而放屁，而且往往是咳嗽与放屁同时出现。肾咳不愈，则膀胱受病；膀胱咳的症状，咳而遗尿。以上各种咳嗽，如经久不愈，则使三焦受病，三焦咳的症状，咳而腹满，不思饮食。凡此咳嗽，不论由于哪一脏腑的病变，其邪必聚于胃，并循着肺的经脉而影响到肺，才能使人多痰涕，面部浮肿，咳嗽气逆。

黄帝道：治疗的方法怎样？

岐伯说：治五脏的咳，取其腧穴；治六腑的咳，取其合穴；凡咳而浮肿的，可取有关脏腑的经穴分而治之。

黄帝道：讲得好！

痹论篇

【原文】

黄帝问曰：痹之安生？

岐伯对曰：风寒湿三气杂至合而为痹也。其风气胜者为行痹，寒气胜者为痛痹，湿气胜者为著痹也。

帝曰：其有五者何也？

岐伯曰：以冬遇此者为骨痹；以春遇此者为筋痹；以夏遇此者为脉痹；以至阴遇此者为肌痹；以秋遇此者为皮痹。

帝曰：内舍五脏六腑，何气使然？

岐伯曰：五脏皆有合，病久而不去者，内舍其合也。故骨痹不已，复感于邪，内舍于肾；筋痹不已，复感于邪，内舍于肝；脉痹不已，复感于邪，内舍于心；肌痹不已，复感于邪，内舍于脾；皮痹不已，复感于邪，内舍于肺。所谓痹者，各以其时重感于风寒湿之气也。

凡痹之客五脏者，肺痹者，烦满喘而呕。心痹者，脉不通，烦则心下鼓，暴上气而喘，嗌干善噫，厥气上则恐。肝痹者，夜卧则惊，多饮数小便，上为引如怀。肾痹者，善胀，尻以代踵①，脊以代头②。脾痹者，四支解堕，发咳呕汁，上为大塞③。肠痹者，数饮而出不得，中气喘争，时发飧泄。胞痹者，少腹膀胱按之内痛，若沃以汤④，涩于小便，上为清涕。

阴气者，静则神藏，躁则消亡。饮食自倍，肠胃乃伤。淫气⑤喘息，痹聚在肺；淫气忧思，痹聚在心；淫气遗溺，痹聚在肾；淫气乏竭，痹聚在肝；淫气肌绝，痹聚在脾。诸痹不已，亦益内也。其风气胜者，其人易已也。

帝曰：痹，其时有死者，或疼久者，或易已者，其故何也？

岐伯曰：其入脏者死，其留连筋骨者疼久，其留皮肤间者易已。

帝曰：其客于六腑者，何也？

岐伯曰：此亦其食饮居处，为其病本也。六腑亦各有俞，风寒湿气中其俞，而食饮应之，循俞而入，各舍其府也。

帝曰：以针治之奈何？

岐伯曰：五脏有俞，六腑有合，循脉之分，各有所发，各随其过，则病瘳也。

帝曰：荣⑥卫⑦之气，亦令人痹乎？

岐伯曰：荣者，水谷之精气也。和调于五脏，洒陈于六腑，乃能入于脉也，故循脉上下，贯五脏络六腑也。卫者，水谷之悍气也，其气慓疾滑利，不能入于脉也，故循皮肤之中，分肉之间，熏于肓膜，散于胸腹。逆其气则病，从其气则愈。不与风寒湿气合，故不为痹。

帝曰：善。痹，或痛，或不仁，或寒，或热，或燥，或湿，其故何也？

岐伯曰：痛者，寒气多也，有寒故痛也。其不痛不仁者，病久入深，荣卫之行涩，经络时疏，故不痛；皮肤不营，故为不仁。其寒者，阳气少，阴气多，与病相益，故寒也。其热者，阳气多，阴气少，病气胜，阳遭阴，故为痹热。其多汗而濡者，此其逢湿甚也。阳气少，阴气盛，两气相感，故汗出而濡也。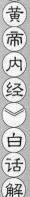

帝曰：夫痹之为病，不痛何也？

岐伯曰：痹在于骨则重，在于脉则血凝而不流，在于筋则屈不伸，在于肉则不仁，在于皮则寒。故具此五者，则不痛也。凡痹之类，逢寒则急，逢热则纵。

帝曰：善。

【注释】

①尻以代踵：形容足骨无力不能起立，而以尾骨着地代行的形象。②脊

以代头：形容颈骨下倾脊骨上耸的伛偻形象。③大寒：痹闷不通的意思。④若沃以汤：形容皮肤发热，如以热水浸洗一样。⑤淫气：在本节指风、寒、湿三气而言。⑥荣：此处当"荣养"讲，相当于血的功能。⑦卫：此处当"卫护"讲，相当于气的功能。

【译文】

黄帝问道：痹病是怎样产生的？

岐伯回答说：由风、寒、湿三种邪气杂合伤人而形成痹病。其中风邪偏胜的叫行痹，寒邪偏胜的叫痛痹，湿邪偏胜的叫著痹。

黄帝问道：痹病又可分为五种，为什么？

岐伯说：在冬天得病的称为骨痹，在春天得病的称为筋痹，在夏天得病的称为脉痹，在长夏得病的称为肌痹，在秋天得病的称为皮痹。

黄帝问道：痹病的病邪又有内侵而累及五脏六腑的，是什么道理？

岐伯说：五脏都有与其相合的组织器官，若病邪久留不除，就会内犯于相合的内脏。所以，骨痹不愈，再感受邪气，就会内藏于肾；筋痹不愈，再感受邪气，就会内藏于肝；脉痹不愈，再感受邪气，就会内藏于心；肌痹不愈，再感受邪气，就会内藏于脾；皮痹不愈，再感受邪气，就会内藏于肺。总之，这些痹症是各脏在所主季节里重复感受了风、寒、湿气所造成的。

凡痹病侵入到五脏，症状各有不同。肺痹的症状是烦闷胀满，喘逆呕吐。心痹的症状是血脉不通畅，烦躁则心悸，突然气逆上壅而喘息，咽干，易噫气，厥阴上逆则引起恐惧。肝痹的症状是夜眠多惊，饮水多而小便频繁，疼痛循肝经由上而下牵引少腹如怀孕之状。肾痹的症状是腹部易作胀，骨萎而足不能行，行步时臀部着地，脊柱屈曲高耸。脾痹的症状是四肢倦怠无力，咳嗽，呕吐清水，上腹部痞塞不通。肠痹的症状是频频饮水而小便困难，腹中肠鸣，时而发生完谷不化的泄泻。膀胱痹的症状是少腹膀胱部位按之疼痛，如同灌了热水，小便涩滞不爽，上部鼻流清涕。

五脏精气，安静则精神内守，躁动则易于耗散。若饮食过量，肠胃就要受损。致痹之邪引起呼吸喘促，是痹发生在肺；致痹之邪引起忧伤思虑，是痹发生在心；致痹之邪引起遗尿，是痹发生在肾；致痹之邪引起疲乏衰

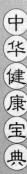

竭，是痹发生在肝；致痹之邪引起肌肉瘦削，是痹发生在脾。总之，各种痹病日久不愈，病变就会进一步向内深入。其中风邪偏胜的容易痊愈。

黄帝问道：患了痹病后，有的死亡，有的疼痛经久不愈，有的容易痊愈，这是什么缘故？

岐伯说：痹邪内犯到五脏则死，痹邪稽留在筋骨间的则痛久难愈，痹邪停留在皮肤间的容易痊愈。

黄帝问道：痹邪侵犯六腑是何原因？

岐伯说：饮食不节、起居失度是导致腑痹的根本原因。六腑也各有腧穴，风、寒、湿邪在外侵及它的腧穴，而内有饮食所伤的病理基础与之相应，于是病邪就循着腧穴入里，留滞在相应的腑。

黄帝问道：怎样用针刺治疗呢？

岐伯说：五脏各有输穴可取，六腑各有合穴可取，循着经脉所行的部位，各有发病的征兆可察，根据病邪所在的部位，取相应的输穴或合穴进行针刺，就可以痊愈了。

黄帝问道：营卫之气亦能使人发生痹病吗？

岐伯说：营是水谷所化生的精气。它平和协调地运行于五脏，散布于六腑，然后汇入脉中，所以营卫气循着经脉上下运行，起到连贯五脏、联络六腑的作用。卫是水谷所化生的悍气，它流动迅疾而滑利，不能进入脉中，所以循行于皮肤肌肉之间，熏蒸于肓膜之间，散布于胸腹之内。若营卫之气的循行逆乱，就会生病，只要营卫之气顺从调和了，就会痊愈。总的来说，营卫之气若不与风寒湿邪相合，则不会引起痹病。

黄帝说：讲得好！痹病，有的疼痛，有的不痛，有的麻木不仁，有的表现为寒，有的表现为热，有的皮肤干燥，有的皮肤湿润，这是什么缘故？

岐伯说：痛是寒气偏多，有寒所以才痛。不痛而麻木不仁的，系患病日久、病邪深入，营卫之气运行涩滞，致使经络中气血空虚，所以不痛；皮肤得不到营养，所以麻木不仁。表现为寒象的，是由于机体阳气不足，阴气偏盛，阴气助长寒邪之势，所以表现为寒象。表现为痹热的，是由于机体阳气偏盛，阴气不足，偏胜的阳气与偏胜的风邪相结合，所以出现痹热。多汗而皮肤湿润的，是由于感受邪湿太甚。加之机体阳气不足，阴气偏盛，湿邪与偏盛的阴气相结合，所以汗出而皮肤湿润。

黄帝问道：痹病而不甚疼痛是什么缘故？

岐伯说：痹发生在骨则身重，发生在脉则血凝涩而不畅，发生在筋则屈曲不能伸，发生在肌肉则麻木不仁，发生在皮肤则寒冷。如果有这五种情况，就不甚疼痛。凡痹病一类疾患，遇寒则筋脉拘急，遇热则筋脉弛缓。

黄帝道：讲得好！

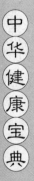

气府论篇

【原文】

足太阳脉气所发者，七十八穴：两眉头各一，入发至顶三寸半，傍五，相去三寸，其浮气在皮中者，凡五行，行五，五五二十五，项中大筋两傍各一，风府两傍各一，侠背以下至尻尾二十一节，十五间各一，五脏之俞各五，六腑之俞各六，委中以下，至足小指傍，各六俞。

足少阳脉气所发者六十二穴：两角上各二，直目上发际内各五，耳前角上各一，耳前角下各一，锐发下各一，客主人各一，耳后陷中各一，下关各一，耳下牙车之后各一，缺盆各一，掖下三寸，胁下至胠，八间各一，髀枢中傍各一，膝以下，至足小指次指，各六俞。

足阳明脉气所发者六十八穴：额颅发际傍各三，面鼽①骨空各一，大迎之骨空各一，人迎各一，缺盆外骨空各一，膺中骨②间各一，侠鸠尾之外，当乳下三寸，侠胃脘各五，侠脐广三寸各三，下脐二寸侠之各三，气街动脉各一，伏菟上各一，三里以下至足中指各八俞，分之所在穴空。

手太阳脉气所发者三十六穴：目内眦各一，目外各一，鼽骨下各一，耳郭③上各一，耳中各一，巨骨穴各一，曲掖上骨穴各一，柱骨上陷者各一，上天窗四寸各一，肩解各一，肩解下三寸各一，肘以下至手小指本各六俞。

手阳明脉气所发者二十二穴：鼻空外廉，项上各二，大迎骨空各一，柱骨之会各一，髃骨之会各一，肘以下至手大指、次指本各六俞。

手少阳脉气所发者三十二穴：鼽骨下各一，眉后各一，角上各一，下完骨后各一，项中足太阳之前各一，侠扶突各一，肩贞各一，肩贞下三寸分间各一，肘以下至手小指次指本各六俞。

督脉气所发者二十八穴：项中央二，发际后中八，面中三，大椎以下至尻尾及傍十五穴，至骶下凡二十一节，脊椎法也。

任脉之气所发者二十八穴：喉中央二，膺中骨陷中各一，鸠尾下三寸，胃脘五寸，胃脘以下至横骨④六寸半一，腹脉法也。下阴别一，目下各一，下唇一，龂交⑤一。

冲脉气所发者二十二穴：侠鸠尾外各半寸至脐寸一，侠脐下傍各五分至横骨寸一，腹脉法也。

足少阴舌下，厥阴毛中急脉各一，手少阴各一，阴阳跷各一。手足诸鱼际脉气所发者。凡三百六十五穴也。

【注释】

①面骹：就是颧骨。②膺中骨：就是胸骨。③耳郭：外耳的一部分。④横骨：在本节指耻骨言。⑤龂（yín）交：就是牙齿和牙龈相交的部位。

【译文】

足太阳膀胱经脉气所发的有七十八个腧穴：在眉头的陷中左右各有一穴；自眉头直上入发际，到发际正中至前顶穴，有神庭、上星、囟会三穴，计长三寸五分；前顶居中一行，两旁各两行，共为五行，自中行至外两行相距各为三寸，其浮于头部的脉气，运行在头皮中的有五行，每行五穴，五五二十五穴；下行至项中的大筋两旁左右各有一穴，即风池穴；在风府穴的两旁左右各有一穴；夹脊自上而下至尾骶骨有二十一节，其中十五个椎间左右各有一穴；五脏肺、心、肝、脾、肾的腧穴，在左右各有一穴；六腑三焦、胆、胃、大小肠、膀胱的腧穴，左右各有一穴；自委中以下至足中趾旁左右各有井、荥、输、原、经、合六个腧穴。

足少阳胆经脉气所发的有六十二穴：头两角上各有二穴；两目瞳孔直上的发际内各有五穴；两耳前角上各有一穴；两耳前角下各有一穴；鬓发下左右各有一穴；客主人穴左右各一穴；两耳后的陷凹中各有一穴；下关左右各有一穴；两耳下牙车之后左右各有一穴；缺盆左右各有一穴；腋下三寸，从胁下至胠，八肋之间各有一穴；髀枢中左右各有一穴；膝以下至

102

足第四趾的小趾侧各有井、荥、输、原、经、合六腧穴。

　　足阳明胃经脉气所发的有六十八穴：额颅发际旁各有三穴；颧骨骨空中间各有一穴；大迎穴在颌角前至骨空陷中，左右各有一穴；在结喉旁的人迎，左右各有一穴；缺盆外的骨空陷中左右各有一穴；膺中的骨空陷中左右各有一穴；夹鸠尾之外，乳下三寸，夹胃脘左右各有五穴；夹脐横开三寸左右各有三穴；气冲在动脉跳动处左右各一穴；在伏菟上左右各有一穴；足三里以下到足中趾内间，左右各有八个腧穴，以上每个穴都有一定的孔穴。

　　手太阳小肠经脉气所发的有三十六穴：目内眦左右各有一穴，目外眦左右各有一穴，颧骨下各有一穴，耳郭上左右各有一穴，耳中珠子旁左右各有一穴，巨骨穴左右各一，曲腋上左右各有一穴，柱骨上陷中左右各有一穴，两天窗穴之上四寸处左右各有一穴，肩解部左右各有一穴，肩解部之下三寸处左右各有一穴，肘部以下至小指端的爪甲根部左右各有井、荥、输、原、经、合六穴。

　　手阳明大肠经脉气所发的有二十二穴：鼻孔的外侧左右各有一穴，项部左右各有一穴，大迎穴在下颌骨空间左右各有一穴，柱骨之会处左右各有一穴，髃骨之会处左右各有一穴，肘部以下至手小指端的爪甲根部左右各有井、荥、输、原、经、合六穴。

　　手少阳三焦经脉气所发的有三十二穴：颧骨下左右各有一穴，眉后左右各有一穴，耳前角上左右各有一穴，耳后完骨后下左右各有一穴，项中足太阳经之前左右各有一穴，夹扶突之外侧左右各有一穴，肩贞穴左右各一穴，在肩贞穴之下三寸分肉之间左右各有一穴，肘部以下至手无名指之端爪甲根部左右各有井、荥、输、原、经、合六穴。

　　督脉之经气所发的有二十八穴：项中央有二穴；前发际向后中行有八穴；面部的中央从鼻至唇有三穴；自大椎以下至尻尾旁有十五穴，自大椎至尾骨共二十一节，这是脊椎穴位的计算方法。

　　任脉之经气所发的有二十八穴：喉部中行有二穴；胸膺中行之骨陷中有一穴；自鸠尾至上脘是三寸，上脘至脐中是五寸，脐中至横骨是六寸半，计十四寸半，每寸一穴，计十四穴，这是腹部取穴的方法。自曲骨向下至前后阴之间有会阴穴，两目之下各有一穴，下唇下有一穴，上齿缝间有一穴。

　　冲脉之经气所发的有二十二穴：夹鸠尾旁开五分向下至脐一寸一穴，左右共十二穴；自脐旁开五分向下至横骨一寸一穴，左右共十穴，这是腹脉取穴的方法。

　　足少阴肾经脉气所通达灌注的穴位：在舌下有二穴；足厥阴肝经脉气所通达灌注的穴位，在毛际左右各有一个急脉穴；手少阴心经在腕后左右各有一个阴郄穴；阴跷、阳跷各有一穴，左右共四穴。手足掌两旁肌肉丰满隆起之处，都是经脉之气通达灌注的地方。以上共计三百六十五个穴位。

黄帝内经

灵枢

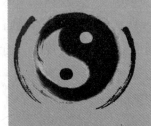

九针十二原 　*法天*

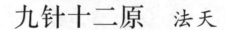

【原文】

黄帝问于岐伯曰：余子万民，养百姓，而收其租税。余哀其不给，而属有疾病。余欲勿使被毒药①，无用砭石，欲以微针通其经脉，调其血气，营其逆顺出入之会。令可传于后世，必明为之法。令终而不灭，久而不绝，易用难忘，为之经纪。异其章，别其表里，为之终始，令各有形，先立《针经》。愿闻其情。

【注释】

①毒药：古人将可以治疗疾病的药石通称为毒药。

【译文】

黄帝问岐伯说：我怜爱万民，亲养百姓，并向他们征收租税。我哀怜他们生活尚难自给，还不时为疾病所苦。我想不采用服药物和砭石的治法，而是用微针以疏通经脉、调理气血、增强经脉气血的逆顺、出入来治疗疾病。同时，为了把这种疗法流传到后世去，就必须明确地制定出使用法则，而使它永远不会湮没，历久而不失传，并且这个法则还应该是容易运用而不容易忘记的。要做到这一点，就必须使其有纲有纪，清楚地分出章节，辨明表里关系，确定气血周而复始的循行规律，而所用的针具也都要交代出具体的形状。为此，我想综合以上的问题先著一部《针经》。现在，我想听听你对于这个问题的意见。

【原文】

岐伯答曰：臣请推而次之，令有纲纪，始于一，终于九焉。请言其道。小针^①之要，易陈而难入。粗守形，上守神。神乎神，客在门。未睹其疾，恶知其原？刺之微，在速迟。粗守关，上守机。机之动，不离其空^②。空中之机，清静而微。其来不可逢，其往不可追。知机之道者，不可挂以发；不知机道，叩之不发。知其往来，要与之期。粗之暗乎，妙哉！工独有之。往者为逆，来者为顺，明知逆顺，正行无问。逆而夺之，恶得无虚？追而济之，恶得无实？迎之随之，以意和之，针道毕矣。

【注释】

①小针：亦称微针，即现代所用的毫针。②空：即孔穴，也就是穴位。

【译文】

岐伯答道：让我按次序，从小针开始，直到九针，说说其中的道理。小针治病，容易掌握，但要达到精妙的地步却很困难。粗率的医生死守形迹，高明的医生则能根据病情的变化来加以针治。神奇啊，气血循行于经脉，出入有一定的门户，病邪也可从这些门户侵入体内。没有认清疾病，怎么能了解产生疾病的原因呢？针刺的奥妙，在于针刺的快慢。粗率的医生仅仅死守四肢关节附近的固定穴位，而针治高手却能观察经气的动静和气机变化。经气的循行不离孔穴及孔穴里蕴含的玄机。经气的循行，清静而微妙。当邪气亢盛时，不可用补法，当邪气衰弱时，不可用泻法。知道气机变化的道理，就不会有丝毫差失；不知道气机变化的道理，就如同扣在弦上的箭不能发出。知道气的往来和盛衰，针刺才有疗效。粗率的医生昏昧无知，只有高明的医生才能体察它的奥妙。正气去者叫作逆，正气来复叫作顺，明白逆顺之理，就可以大胆直刺而不必犹豫不决了。正气已虚，反用泻法，怎么会不更虚呢？邪气正盛，反用补法，怎么会不更实呢？迎其邻而泻，随其去而补，用心体察其中的奥妙，针刺之道也就到此而止了。

【原文】

凡用针者，虚则实之，满则泄之，宛陈^①则除之，邪胜则虚之。《大要》曰：徐而疾则实，疾而徐则虚。言实与虚，若有若无。察后与先，若存若亡。为虚与实，若得若失。

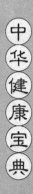

【注释】

①宛（yù）陈：宛，通"蕴"。宛陈，即血气淤滞日久的意思。

【译文】

凡在针刺时，正气虚弱则应用补法，邪气盛实则用泻法，血气淤滞的给予破除，邪气胜的则用攻下法。《大要》说：进针慢而出针快并急按针孔的为补法，进针快而出针慢并不按针孔的为泻法。这里所说的补和泻，是似有似无的。考察气的先至与后至，以决定留针或去针。无论是用补法还是用泻法，都要使患者感到补之若有所得，泻之若有所失。

【原文】

虚实之要，九针最妙。补泻之时，以针为之。泻曰：必持内①之，放而出之，排阳得针②，邪气得泄。按而引针，是谓内温③，血不得散，气不得出也。补曰：随之，意若妄之，若行若按，如蚊虻止，如留如还，去如弦绝。令左属右④，其气故止，外门以闭，中气乃实。必无留血，急取诛之。

【注释】

①内：作"纳"字解。②排阳得针：即摇大针孔，以利邪气泄出。③内温：指气血蕴蓄于内。④令左属右：即右手出针，左手随即按压针孔的意思。

【译文】

虚实补泻的要点，以九针最为有效。补或泻都可用针刺实现。所谓泻法，指的是要很快持针刺入，得气后，摇大针孔，转而出针，排出表阳，以泄去邪气。如果病症当用泻法，而反用按住针孔后出针的手法，就会使血气淤滞在内，这就是通常所说的内温，内温会造成瘀血不得泄散，邪气不得外出的后果。所谓补的手法，主要是随着经气将去的方向而进针，以补其气，像这样在气去之后随之行针，医者的意念、手法可轻松随意，而在行针导气和按穴下针时，又要非常轻巧，如同蚊子用尖锐的嘴叮在皮肤上一样，似有似无，在留针与出针时，更要像蚊子叮完皮肤后悄然飞去，而感觉上好像它仍旧停留在那里那样轻妙，出针时，又要同箭离开了弓弦那样干脆而迅疾。右手出针，左手急按针孔，经气会因此而留止，针孔已闭，中气仍然会充实。也不会有瘀血停留，若有瘀血，应及时除去。

【原文】

持针之道，坚者为宝，正指直刺，无针左右，神在秋毫，属意病者，审视血脉，刺之无殆。方刺之时，必在悬阳①，及与两卫②，神属勿去，知病存亡。血脉者，在腧横居，视之独澄，切之独坚。

【注释】

①悬阳：卫气居表而属阳，固护于外，如太阳之悬挂在天，故称悬阳。
②两卫：脾所主之肌肉为脏腑的外卫，卫气循行皮肤之中，为表之外卫，二者合称两卫。

【译文】

持针的方法，紧握而有力最为可贵。进针时用右手拇指、食指、中指三指夹持针具，要直针而下，切不可偏左或偏右。在操作过程中，必须聚精会神于针下的感觉，明察秋毫。同时还要凝神注意病者神态的变化，并细心观察病人血脉的虚实，唯有这样进行针刺，才不致产生不良的后果。刚开始针刺的时候，必先刺到表阳所主的卫分，然后再刺到脾阴所主的肌肉，而由此体察病者的神气及其各脏腑的气是否有散失，则可知道病的存在或消失。至于血脉横结在经穴之间的病症，更是可以观察清楚的，而用手去按切时，由于外邪的结聚，有病的部位必然显得特别坚实。

【原文】

九针之名，各不同形：一曰镵针①，长一寸六分；二曰员针，长一寸六分；三曰鍉针②，长三寸半；四曰锋针，长一寸六分；五曰铍针③，长四寸，广二分半；六曰员利针，长一寸六分；七曰毫针，长三寸六分；八曰长针，长七寸；九曰大针，长四寸。镵针者，头大末锐，去泻阳气；员针者，针如卵形，揩摩分间，不得伤肌肉，以泻分气；鍉针者，锋如黍粟之锐，主按脉勿陷，以致其气；锋针者，刃三隅，以发痼疾；铍针者，末如剑锋，以取大脓；员利针者，尖如氂④，且员且锐，中身微大，以取暴气；毫针者，尖如蚊虻喙，静以徐往，微以久留之而养，以取痛痹；长针者，锋利身长，可以取远痹；大针者，尖如梃⑤，其锋微员，以泻机关之水也。九针毕矣。

【注释】

①镵针：镵，锐也。即针尖非常尖锐的针。②锓（dī）针：锓同"镝"。谓针尖如箭头。③铍（pī）针：即剑形针具。④氂（máo）：指长毛，牦牛尾之毛。⑤梃（tǐng）：作杖解。

【译文】

九针的形状依据名称的不同而各有不同：第一种叫作镵针，长一寸六分；第二种叫员针，长一寸六分；第三种是锓针，长三寸半；第四种叫锋针，长一寸六分；第五种叫铍针，长四寸，宽二分半；第六种叫员利针，长一寸六分；第七种叫毫针，长三寸六分；第八种叫长针，长七寸；第九种叫大针，长四寸。镵针，针头大而针尖锐利，浅刺可以泻肌表阳热；员针，针形如卵，用以在肌肉之间按摩，不会损伤肌肉，却能疏泄肌肉之间的邪气；锓针，其锋如黍粟粒一样微圆，用于按压经脉，不会陷入皮肤内，所以可以引正气、祛邪气；锋针，三面有刃，可以用来治疗顽固的旧疾；铍针，针尖像剑锋一样锐利，可以用来刺痈排脓；员利针，针尖像牦牛尾，圆而锐利，针的中部稍粗，可以用来治疗急性病；毫针，针就像蚊子的嘴，可以轻缓地刺入皮肉，轻微提插而留针，正气可以得到充养，邪气尽散，出针养神，可以治疗痛痹；长针，针尖锐利，针身细长，可以用来治疗时日已久的痹证；大针，针尖像折断后的竹茬，其锋稍圆，可以用来泻去关节积水。关于九针的情况大致就是这样的。

【原文】

夫气之在脉也，邪气在上；浊气在中，清气在下，故针陷脉①则邪气出，针中脉则浊气出，针太深则邪气反沉，病益。故曰：皮肉筋脉，各有所处，病各有所宜，各不同形，各以任其所宜。无实无虚，损不足而益有余，是谓甚病，病益甚。取五脉者死，取三脉者恇②。夺阴者死，夺阳者狂。针害毕矣。

110

【注释】

①陷脉：指孔穴在筋骨陷中而言。②取三脉者恇（kuāng）：即形体衰败的意思。此言泻手足三阳脉，必致形气虚弱。

【译文】

说到邪气侵犯经脉引起疾病的情况，一般是这样的，贼风邪气常常由头部侵入，所以说邪气在上；由饮食不节所致的浊气，往往滞留在肠胃，所以说浊气在中；清冷寒湿之邪，大多从足部侵入，所以说清气在下。在针刺的时候，上部取筋骨陷中的各经腧穴，则能使贼风邪气随针而出；针刺中部的经脉（指足阳明胃经），就可以排除滞留在肠胃中的浊气；如果刺得过深，邪气反而会随之深入而加重病情。所以说皮、肉、筋、脉各有自己一定的部位，而每种病也各有与之相适应的治疗方法，九针之形状各不相同，各有其适应的病症，要根据病情适当选用。实证不可以用补法，虚症不可以用泻法，这就是损不足而益有余，会加重病情。精气虚者，泄五脏腧穴会导致死亡；阳气不足者，泄三阳经的腧穴会神志错乱。总之，误泄阴经会致死，误泄阳经会发狂。用针不当的危害大致就是这样了。

【原文】

刺之而气不至，无问其数；刺之而气至，乃去之，勿复针。针各有所宜，各不同形，各任其所为。刺之要，气至而有效，效之信，若风之吹云，明乎若见苍天。刺之道毕矣。

【译文】

针刺时，需要候气，如刺后尚未得气，不应拘泥手法次数的多少，必须等待经气到来；如果针已得气，就可去针不再刺了。九针各有不同适应证，针形也不一样，在使用时，要根据病情分别选用。总之，针刺的关键，是要得气，针下得气，必有疗效，疗效显著的，就像风吹云散，可以看到明朗的天空那样。这些都是针刺的道理。

【原文】

黄帝曰：愿闻五脏六腑所出之处①。

黄帝内经白话解读

111

岐伯曰：五脏五腧，五五二十五腧②；六腑六腧，六六三十六腧③。经脉十二，络脉十五④。凡二十七气，以上下。所出为井⑤，所溜为荥⑥，所注为输⑦，所行为经⑧，所入为合⑨。二十七气所行，皆在五腧也。节之交，三百六十五会⑩。知其要者，一言而终；不知其要，流散无穷。所言节者，神气之所游行出入也，非皮肉筋骨也。

【注释】

①五脏六腑所出之处：脏腑各自联属的经脉脉气所出之处。②二十五腧：每脏有井、荥、输、经、合之五腧穴，五脏共二十五穴。③三十六腧：每腑有井、荥、输、原、经、合六腧，六腑共三十六腧穴。④络脉十五：十二经各有一络脉，加任、督及脾之大络，共十五络。⑤所出为井：古代以泉源出水之处为井。人之血气，出于四肢，故脉出处，为井。⑥所溜为荥：形容脉气流过的地方，像刚从泉源流出的小水流。《说文·水部》"荥，绝小水也"。⑦所注为输：形容脉气流注到此后又灌注到彼。注，灌注。输，运输。脉注于此而输于彼，其气渐盛。⑧所行为经：脉气由此通过。经，通。⑨所入为合：形容脉气汇合处。⑩"节之交"两句：节之交，人体关节等部位交接处的间隙。这些间隙共有三百六十五个，为经脉中气血渗灌各部的汇合点。

【译文】

黄帝说：我希望听到脏腑脉气所出之处的情况。

岐伯说：五脏经脉，各有井、荥、输、经、合五个腧穴，五五共二十五个腧穴；六腑经脉，各有井、荥、输、原、经、合六个腧穴，六六共三十六个腧穴。人体有十二经脉，每经各有一络，加上任、督之脉各一络和脾之大络，共十五络。这二十七脉之气循行周身。脉气所出之处叫"井"，脉气流过之处叫"荥"，脉气灌注运输之处叫"输"，脉气通过之处叫"经"，脉气汇聚之处叫"合"。这二十七气出入于上下手足之间，它们的脉气由始微而趋向正盛，最后入合于内。这二十七气流注运行都在这五腧之中，昼夜不息。人体关节等相交部位的间隙，共有三百六十五个汇合处。知道这些要妙所在，就可以一言以蔽之；否则就漫无边际了。这里所说的

"节"，都是经络之气游行出入和络脉渗灌诸节的地方，不是指皮肉筋骨说的。

【原文】

睹其色，察其目，知其散复；一其形，听其动静，知其邪正。右主推之，左持而御之，气至而去之。凡将用针，必先诊脉，视气之剧易，乃可以治也。五脏之气已绝于内，而用针者反实其外，是谓重竭。重竭必死，其死也静。治之者辄反其气，取腋与膺。五脏之气已绝于外，而用针者反实其内，是谓逆厥。逆厥则必死，其死也躁。治之者反取四末①。刺之害，中而不去，则精泄；不中而去，则致气。精泄则病益甚而恇，致气则生为痈疡。

【注释】

①四末：指四肢的末梢部位。

【译文】

在进行针刺时，医者要先观察病人的气色，注意病人的眼神，以了解病人的精神及正气是处于涣散状态还是有所恢复；然后要力求使所诊治的疾病内在变化与反映在形体上的病象相一致，同时还要通过诊脉，从脉象的动静辨明邪正的盛衰情况。在进针时，右手持针，主要任务是进针，左手以两指夹持住针身，防止其倾斜和弯曲，针刺入后，等到针下有了得气的感觉，即可考虑出针。凡将用针刺进行治疗之前，医者都必须首先诊察脉象，只有根据脉气所呈现出的病情轻重的情况，才可以制定相应的治疗措施。如果病人在内的五脏之气已经虚绝，这本是阴虚症，而医生反用针去补在外的阳经，补阳则愈虚其阴，虚上加虚，叫作"重竭"。脏气重竭的病人必死，临死前的表现是安静的。形成"重竭"的主要原因，是医者误治、违反了脏气阴虚理应补脏的原则，而误泻了腋下和胸前的脏气所出之腧穴，促使脏气愈趋虚竭所致。至于五脏之气已虚于外的病人，乃属阳虚，而医者反去补在内的阴经，助阴则阳气愈竭，这就形成了阴阳气不相顺接的病变，叫作"逆厥"。厥症的病人也必死，病者在临死前的表现是烦躁的。这也是由于医者的误治违反了阳气已虚理应补阳的原则，反而误泻四肢末梢的穴位，促使阳气愈趋虚竭所致。凡针刺用泻法的，已刺中了病邪的要害，但仍然留针而不出的，就反而会使精气耗损；刺中了要害，但未经运用适当的针刺手法，就立即出针的，就会使邪气留滞，进而郁壅。如果出针太迟，损耗了精气，病情就会加重，甚至使形体衰败。如果出针太快，邪气留滞于气分，就会使肌肤上发生痈疡。

【原文】

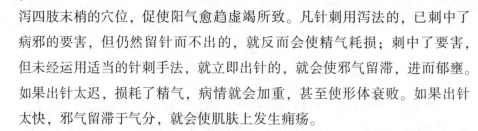

五脏有六腑，六腑有十二原，十二原出于四关，四关主治五脏。五脏有疾，当取之十二原。十二原者，五脏之所以禀三百六十五节之会也。五脏有疾也，应出十二原，而原各有所出，明知其原，睹其应，而知五脏之害矣。

阳中之少阴，肺也，其原出于太渊，太渊二。阳中之太阳，心也，其原出于大陵，大陵二。阴中之少阳，肝也，其原出于太冲，太冲二。阴中之至阴，脾也，其原出于太白，太白二。阴中之太阴，肾也，其原出于太溪，太溪二。膏之原，出于鸠尾，鸠尾一。肓之原，出于脖胦①，脖胦一。凡此十二原者，主治五脏六腑之有疾者也。胀取三阳，飧泄②取三阴。

【注释】

①脖（bó）胦（yāng）：是任脉气海穴的别名，在脐下一寸五分处。
②飧（sūn）泄：飧，饭和水为飧。飧泄，即指泻下的大便清稀，完谷不化。

【译文】

五脏有在外的六腑相应，互为表里，六腑与五脏之气表里相通。六腑与五脏之气相应的还有十二个原穴，十二个原穴的经气输注之源，多出自两肘、两膝以下的四肢关节部位，这些在四肢关节以下部位的腧穴，都可以用来治五脏的疾病。凡是五脏发生的病变，都应当取用十二个原穴来治疗。因为这十二个原穴，是全身三百六十五节禀受五脏的气化与营养而精气注于体表的部位。所以五脏有疾病时，其变化就会反映在十二个原穴的部位上，十二个原穴各有其相应的脏腑，由其各自穴位上所反映出的现象，就可以了解相应脏腑的受病情况了。五脏中的心、肺二脏，位于胸膈以上，上为阳，其中又有阴阳的分别，阳中的少阴是肺脏，它的原穴是太渊，左右共有两穴。阳中的太阳是心脏，它的原穴是大陵穴，左右共有两穴。五脏中的肝、脾、肾三脏，都位于胸膈以下，下为阴，其中再分出阴阳。阴中的少阳是肝脏，它的原穴是太冲，左右共有两穴。阴中的至阴是脾脏，它的原穴是太白，左右共有两穴。阴中的太阴是肾脏，它的原穴是太溪，左右共有两穴。在胸腹部脏器附近，还有膏和肓的两个原穴。膏的原穴是鸠尾，属任脉，只有一穴。肓的原穴是气海，属任脉，也只有一穴。以上五脏共十穴，加上膏和肓的各一穴，合计共有十二穴，这十二个原穴，都是脏腑经络之气输注于体表的部位，可以用它们来主治五脏六腑的各种疾患。凡患腹胀病的，当取用足三阳经，即取足太阳膀胱经、足阳明胃经、足少阳胆经的穴位进行治疗。凡患完谷不化的泻症的，当取用足三阴经，即在足太阴脾经、足少阴肾经、足厥阴肝经的穴位进行治疗。

【原文】

今夫五脏之有疾也，譬犹刺也，犹污也，犹结也，犹闭也。刺虽久，犹可拔也；污虽久，犹可雪也；结虽久，犹可解也；闭虽久，犹可决也。或言久疾之不可取者，非其说也。夫善用针者，取其疾也，犹拔刺也，犹雪污也，犹解结也，犹决闭也。疾虽久，犹可毕也。言不可治者，未得其术也。

刺诸热者，如以手探汤；刺寒清者，如人不欲行。阴有阳疾①者，取之下陵三里②。正往无殆，气下乃止，不下复始也。疾高而内者，取之阴之陵泉；疾高而外者，取之阳之陵泉也。

【注释】

①阴有阳疾：指热在阴分。②下陵三里：即足三里穴。

【译文】

现在来说一说五脏有病的情况，五脏有病，就好比人的皮肉中扎了刺，物体上有了污点，绳子上打了结扣，河道中发生了淤塞一样。刺扎得日子虽久，但仍可以拔掉它；沾染的污点日子虽久，但仍可以洗掉它；打上的结扣日子虽久，但仍可以解开它；河道淤塞的日子虽久，但仍可以疏通它。

有些人认为久病是不能治疗的，这种说法是不对的。善于用针的医生，其治疗疾病就好像拔刺、洗污点、解绳结、疏通河道一样。无论患病的日子多久，都是可以治愈的。说久病不能救治的人，那是因为他没有掌握好针灸的治疗技术。

针刺治疗各种热病，适宜用浅刺法，手法轻而且敏捷，就好像用手去试探沸腾的汤水一样，一触即还；针刺治疗寒性和肢体清冷的病症，适宜用深刺留针法，静待气至，就好像旅人留恋着家乡，不愿出行一样。在内的阴分为阳邪侵入而有热象的，应当取用足阳明胃经的足三里穴进行治疗。要正确地去进行治疗，不要松懈疏忽，直到气至而邪气下退，方可停针，如果邪气不退，则应持续治疗。如果病位出现在上部，且属于在内的脏病，就可以取用足太阴脾经的阴陵泉穴进行治疗；如果病位出现在上部，而属于在外的腑病，则应该取用足少阳胆经的阳陵泉穴进行治疗。

邪气脏腑病形　法时

【原文】

黄帝问于岐伯曰：邪气之中人也，奈何？

岐伯答曰：邪气之中人高也。

黄帝曰：高下有度乎？

岐伯曰：身半已上者，邪中之也；身半已下者，湿中之也。故曰：邪之中人也，无有常。中于阴则溜于腑，中于阳则溜于经。

黄帝曰：阴之与阳也，异名同类，上下相会，经络之相贯，如环无端。邪之中人，或中于阴，或中于阳，上下左右，无有恒常，其故何也？

岐伯曰：诸阳之会，皆在于面。中人也，方乘虚时，及新用力，若饮食汗出，腠理开，而中于邪。中于面则下阳明，中于项则下太阳，中于颊则下少阳，中于膺背两胁亦中其经。

黄帝曰：其中于阴，奈何？

岐伯曰：中于阴者，常从臂胻①始。夫臂与胻，其阴皮薄，其肉淖泽②，故俱受于风，独伤其阴。

黄帝曰：此故伤脏乎？

岐伯答曰：身之中于风也，不必动脏。故邪入于阴经，则其脏气实，邪气入而不能客，故还之于腑。故中阳则溜于经，中阴则溜于腑。

【注释】

①胻（héng）：指人的小腿，即足胫。②淖（nào）泽：淖，湿。淖泽即柔润。

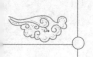

【译文】

黄帝问于岐伯说：风、雨、寒、暑等天之邪气（即外邪）侵袭人体的情形是怎样的？

岐伯回答说：外邪伤人，大多是侵犯人体的上下部。

黄帝问：邪气侵袭部位在上、在下，有一定的法度吗？

岐伯回答说：在上半身发病的，是感受了风寒等外邪所致；在下半身发病的，是感受了湿邪所致。但这只是一般的规律，事实并非绝对如此。因为邪气还有一个传变的过程，所以说：外邪侵犯了人体，发病的部位并不一定固定在它侵入的地方。外邪侵袭了五脏的阴经，会流传到属阳的六腑，外邪侵袭了阳经，就直接流传到这条经循行的通路上发病。

黄帝问：阴经和阳经，虽然名称不同，但其实都同属于经络系统，它们分别在人体的上部或下部相会合，而使经络之间的相互贯通像圆形的环一样没有尽头。外邪侵袭人体时，有的侵袭于阴经，有的侵袭于阳经，而其病所又或上、或下、或左、或右，没有固定的部位，这是什么缘故呢？

岐伯说：手足三阳经的聚合之处，都是在头面部。邪气侵袭人体，往往是在人体正气不足、有虚可乘的时候，如用力劳累之后，或因吃饭而出了汗，以至腠理开泄的时候，容易被邪气侵袭。由于足三阳经的循行通路，都是由头至足，自上而下的。所以：邪气侵入面部，就由此下入于足阳明胃经，邪气侵入项部，就由此下入于足太阳膀胱经，邪气侵入颊部，就由此下入于足少阳胆经，如果直接侵入了在前的胸膺、在后的脊背以及在两侧的胁肋部，也会分别侵入上述三阳经而在其各自所属的循行通路上发病。

黄帝问：外邪侵袭阴经的情况是怎样的？

岐伯说：外邪侵入阴经，通常是从手臂或足胫的内侧开始的。因为在手臂和足胫的内侧这些地方，皮肤较薄，肌肉也较为柔润，所以身体各部位都同样感受到风邪，而这些部位却最容易受伤。

黄帝问：外邪侵袭了阴经之后，会使五脏受到伤害吗？

岐伯回答说：身体虽然感受了风邪，不一定会影响到五脏。由此而言，外邪侵入阴经后，若是五脏之气充实，即使有邪气侵入，也无法停留，而只能从五脏退回到六腑。因此说阳经感受了邪气，就能直接在本经上发病，而阴经感受了邪气，若是脏气充实，邪气就会由里出表，流传到和五脏相表里的六腑而发病。

【原文】

黄帝曰：邪之中人脏，奈何？

岐伯曰：愁忧恐惧则伤心，形寒寒饮则伤肺。以其两寒相感，中外皆伤，故气逆而上行。有所堕坠，恶血留内，若有所大怒，气上而不下，积于胁下则伤肝。有所击仆，若醉入房，汗出当风则伤脾。有所用力举重，若入房过度，汗出浴水则伤肾。

黄帝曰：五脏之中风，奈何？

岐伯曰：阴阳俱感，邪气乃往。

黄帝曰：善哉。

黄帝问于岐伯曰：首面与身形也，属骨连筋，同血合于气耳。天寒则裂地凌冰①，其卒寒，或手足懈惰，然而其面不衣，何也？

岐伯答曰：十二经脉，三百六十五络，其血气皆上于面而走空窍，其精阳气上走于目而为睛，其别气走于耳而为听，其宗气上出于鼻而为臭，其浊气出于胃走唇舌而为味。其气之津液皆上熏于面，而皮又厚，其肉坚，故热甚，寒不能胜之也。

【注释】

①凌冰：指积冰。

【译文】

黄帝问：病邪侵袭人体五脏的情形是怎样的？

岐伯回答说：愁、忧、恐、惧等情绪变化过久、过激，就会使心脏受伤；形体受寒，又饮冷水，两寒相迫，就会使肺脏受伤。因为此表里两种寒邪内外相应，而使在内之肺脏和在外之皮毛都受到伤害，所以就会导致肺气失于肃降而上逆，进而发生喘、咳等病变。从高处坠落跌伤，就会使瘀血留滞在内，若此时又有大怒的情绪刺激，就会导致气上逆而不下，血亦随之上行，郁结于胸胁之下，而使肝脏受伤。倘若被击打或跌倒于地，或醉后行房事以致汗出后受风着凉，就会使脾脏受伤。倘若用力提举过重的物品，或房事过度以及出汗后用冷水沐浴，就会使肾脏受伤。

黄帝问：五脏为风邪所侵袭，其情形是怎样的呢？

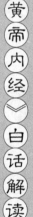

黄帝内经·白话解读

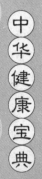

岐伯说：一定是属阴的五脏内有所伤，属阳的六腑外有所感，以致内外俱虚的情形下风邪内侵五脏。

黄帝说：说得真好。

黄帝问于岐伯说：人的头面和全身上下各部，所有筋骨密切相连，气血相合运行。但是当天气寒冷的时候，大地冻裂，冰雪凌人，此时若是天气猝然变冷，人们往往都是缩手缩脚，懒于动作的，而面部却能露出在外面，并不用像身体那样必须穿上衣服才能御寒，这是什么缘故？

岐伯回答说：周身的十二经脉以及与之相通的三百六十五络脉，其所有的血气都是上达于头面部而分别入于各个孔窍之中的，其阳气的精微上注于眼目，而使眼能够视；其旁行的经气从两侧上注于耳，而使耳能够听；其积于胸中的宗气上出于鼻，而使鼻能够嗅；还有胃腑之谷气，从胃上达于唇舌，而使舌能够辨别五味。尤其是各种气化所产生的津液都上行熏蒸于面部，加之面部的皮肤较厚，肌肉也坚实，所以即使在极冷的天气里，它仍能抗拒寒气而不畏寒冷。

【原文】

黄帝曰：邪之中人，其病形何如？

岐伯曰：虚邪①之中身也，洒淅动形；正邪②之中人也微，先见于色，不知于身，若有若无，若亡若存，有形无形，莫知其情。

黄帝曰：善哉。

【注释】

①虚邪：指四时不正之邪，即所谓四时八节的虚邪贼风。伤于这种邪气，发病较剧。②正邪：指四季正常的风，仅在人出汗而腠理开泄时侵袭人体。伤于这种邪气，发病较轻。

【译文】

　　黄帝问：外邪侵袭人体，其显露在外表的病状情形是怎样的？

　　岐伯说：虚邪侵袭人体，发病比较严重，病人有恶寒战栗的病象在外表表现出来；正邪侵袭人体，发病比较轻微，开始只在气色上略有所见，而在身体上是没有什么感觉的，就好像有病，又好像没有病，好像所感受的病邪早已消失，又好像仍存留在体内，同时在表面上可能有一些病症的形迹表现出来，但也有毫无形迹的，所以就不容易明了它的病情。

　　黄帝说：说得真好。

【原文】

　　黄帝问于岐伯曰：余闻之，见其色，知其病，命曰明；按其脉，知其病，命曰神；问其病，知其处，命曰工。余愿见而知之，按而得之，问而极之，为之奈何？

　　岐伯答曰：夫色脉与尺之相应也，如桴①鼓影响之相应也，不得相失也。此亦本末根叶之殊候也，故根死则叶枯矣。色脉形肉不得相失也，故知一则为工，知二则为神，知三则神且明矣。

　　黄帝曰：愿卒闻之。

　　岐伯答曰：色青者，其脉弦也；赤者，其脉钩也；黄者，其脉代也；白者，其脉毛也；黑者，其脉石。见其色而不得其脉，反得其相胜之脉②则死矣；得其相生之脉③则病已矣。

【注释】

　　①桴（fú）：击鼓的槌子。②相胜之脉：相胜，就是相克的意思。比如，面色青，得弦脉，同应于肝，乃属色脉相符；如果色青却得毛脉，毛脉为肺脉，属金，此为金克木，则毛脉即为弦脉的相胜之脉。以此类推。③相生之脉：生，就是生扶的意思。比如色青而得石脉，石脉为肾脉，属水，此为水生木，则石脉即为弦脉的相生之脉。以此类推。

【译文】

　　黄帝问于岐伯说：我听说，通过观察病人气色就能够知道病情的，叫作明；通过切按病人的脉象而知道病情的，叫作神；通过询问病人的病情而知道病痛所在的，叫作工。我希望听你说说为什么通过望诊就可以知道

黄帝内经白话解读

121

病情，通过切诊就可以晓得病况，通过问诊就可以彻底了解病痛的所在？

岐伯回答说：由于病人的气色、脉象和尺肤，都与疾病有一定的相应关系，这就好像看到木槌击鼓，随即就会听到响声一样，是不会有差错的。这也好似树木的根与树木的枝叶之间的关系，树根死了，则枝叶也必然枯萎。病人的面色、脉象以及形体肌肉的变化，也是相一致的，这些都是内在疾病在体表上的反映，因此，在察色、辨脉和观察尺肤这三方面，能够掌握其中之一的就可以称为工，掌握了其中两者的就可以称为神，能够完全掌握这三方面并综合运用的就可以称为神而明的医生了。

黄帝说：有关面色脉象方面的问题，希望听你详尽地解释一下。

岐伯回答说：若病程中所呈现出的面色是青色，则与它相应的脉象应该是端直而长的弦脉；面色红的，与它相应的脉象应该是来盛去衰的钩脉；面色黄的，与它相应的脉象应该是软而弱的代脉；面色白的，与它相应的脉象应该是浮虚而轻的毛脉；面色黑的，与它相应的脉象应该是沉坚的石脉。以上是面色和脉象相应的关系，如果诊察到了面色，却不能诊得与之相应的脉象，反而诊得了相克的脉象，这就是死脉，预示着病危或是死亡；倘若诊得了相生的脉象，则即使有病也会很快痊愈的。

【原文】

黄帝问于岐伯曰：五脏之所生，变化之病形，何如？

岐伯答曰：先定其五色五脉之应，其病乃可别也。

黄帝曰：色脉已定，别之奈何？

岐伯曰：调其脉之缓急、小大、滑涩，而病变定矣。

黄帝曰：调之奈何？

岐伯答曰：脉急者，尺之皮肤亦急；脉缓者，尺之皮肤亦缓；脉小者，尺之皮肤亦减而少；脉大者，尺之皮肤亦贲①而起；脉滑者，尺之皮肤亦滑；脉涩者，尺之皮肤亦涩。凡此变者，有微有甚，故善调尺者，不待于寸；善调脉者，不待于色。能参合而行之者，可以为上工，上工十全九；行二者为中工，中工十全七；行一者为下工，下工十全六。

【注释】

①贲（fén）：大的意思。

【译文】

黄帝问于岐伯说：五脏所发生的疾病，以及它的内在变化和反映于体表的病状，是怎样的？

岐伯回答说：首先要确定五脏与五色、五脉的对应关系，五脏的病情才可以辨别。

黄帝问：确定了气色和脉象与五脏对应的关系之后，怎么就能够判别病情了呢？

岐伯说：只要再诊查出脉来的缓急、脉象的大小、脉势的滑涩等情况，就可以确定是什么病变了。

黄帝问：怎样来诊查这些脉象的情况呢？

岐伯回答说：脉来急促，则尺部的皮肤也显得紧急；脉来徐缓，则尺部的皮肤也显得松弛；脉象小，则尺部的皮肤也显得瘦薄；脉象大，则尺部的皮肤也显得好像要隆起似的；脉象滑，则尺部的皮肤也显得滑润；脉象涩，则尺部的皮肤也显得枯涩。大凡这一类的变化，有显著的也有不甚显著的，所以善于观察尺肤的医生，有时可以不必诊察寸口的脉象；善于诊察脉象的医生，有时也可以不必察望面色。能够将察色、辨脉以及观察尺肤这三者相互配合而进行诊断的医生，就可以称为上工，上工治病，十个病人中可以治愈九个；对色、脉、尺肤这三方面的诊察，能够运用其中两种的医生称为中工，中工治病，十个病人中可以治愈七个；对色、脉、尺肤这三方面的诊察，仅能进行其中之一的医生称为下工，下工治病，十个病人中只能治愈六个。

【原文】

黄帝曰：请问脉之缓急、小大、滑涩之病形，何如？

岐伯曰：臣请言五脏之病变也。心脉急甚者，为瘛疭①；微急，为心痛引背，食不下。缓甚，为狂笑；微缓，为伏梁②，在心下，上下行，时唾血。大甚，为喉吤③；微大，为心痹引背，善泪出。小甚，为善哕；微小，为消瘅。滑甚，为善渴；微滑，为心疝引脐，小腹鸣。涩甚，为瘖；微涩，为血溢④，维厥⑤，耳鸣，巅疾。

【注释】

①瘛（chì）疭（zòng）：筋脉挛急叫瘛，筋脉弛长叫疭。瘛疭，也就是

手足相引、一伸一缩的瘈疭现象。②伏梁：病名，指心下的积聚，属五脏积病之一。③喉吤（jiè）：吤，有芥蒂之意。喉吤，就是形容喉中如有物梗阻的感觉。④血溢：指吐血、衄血而言。⑤维厥：就是手足厥冷。

【译文】

黄帝说：请问缓急、小大、滑涩这些脉象，它们所对应的病状情形是怎样的？

岐伯说：让我就五脏所对应的这些脉象的病变分别来说吧。心脉急甚的，会手足瘈疭；微急的，会感到心痛牵引后背，饮食不下。心脉缓甚的，会神散而狂笑不休；微缓的，是气血凝滞成形，伏于心胸之下的伏梁病，其滞塞感或上或下、能升能降，有时出现唾血。心脉大甚的，会感到喉如有物阻而梗塞不利；微大的，是血脉不通的心痹病，心痛牵引肩背，并时时流出眼泪。心脉小甚的，会呃逆时作；微小的，是多食善饥的消瘅病。心脉滑甚的，是血热而燥，会时时口渴；微滑的，会感到热在于下的心疝牵引脐周作痛，并有少腹部的肠鸣。心脉涩甚的，会见到音哑而不能说话；微涩的，会感到血溢而发生吐血、衄血之类的病症，四肢逆厥以及耳鸣等头部疾患。

【原文】

肺脉急甚，为癫疾；微急，为肺寒热、怠惰、咳唾血、引腰背胸，若鼻息肉不通。缓甚，为多汗；微缓，为痿瘘、偏风，头以下汗出，不可止。大甚，为胫肿；微大，为肺痹，引胸背，起恶日光。小甚，为泄；微小，为消瘅。滑甚，为息贲[1]上气；微滑，为上下出血。涩甚，为呕血；微涩，为鼠瘘，在颈支腋之间，下不胜其上，其应善痿矣。

【注释】

①息贲（bēn）：属五积病之一。因肺气郁结于肋下，而致喘息上奔气急，故名息贲。

【译文】

肺脉急甚的，是癫疾的脉象表现；微急的，是肺中有寒热并存的病症，会感到倦怠乏力，咳而唾血，并牵引腰背、胸部作痛，或是鼻中有息肉而导致鼻腔阻塞不通、呼吸不畅等症状。肺脉缓甚的，是表虚而多汗；微缓的，是手足软弱无力的痿躄、半身不遂以及头部以下汗出不止的症候。肺脉大甚的，会足胫部肿胀；微大的，是烦闷喘息而呕吐的肺痹病，其发作时会牵引胸背作痛，且怕见日光。肺脉小甚的，是阳气虚而腑气不固的泄病；微小的，是多食善饥的消瘅病。肺脉滑甚的，会感到喘息气急，肺气上逆；微滑的，会见到口鼻与二阴出血。肺脉涩甚的，会见到呕血；微涩的，是气滞而形成的鼠瘘病，其病发于颈项及腋肋之间，同时还会伴有下肢轻而上肢重的感觉，此外患者还常常会感到下肢酸软无力。

【原文】

肝脉急甚，为恶言；微急，为肥气^①，在胁下，若覆杯。缓甚，为善呕；微缓，为水瘕痹^②也。大甚，为内痈，善呕，衄；微大，为肝痹，阴缩，咳引小腹。小甚，为多饮；微小，为消瘅。滑甚，为癞疝^③；微滑，为遗溺。涩甚，为溢饮；微涩，为瘛挛筋痹。

【注释】

①肥气：属五积之一，是肝积的病名。肥气是形容肝气聚于左胁之下，如倒扣的杯子，突出如肉，而显得肥盛的样子。②水瘕痹：瘕，指的是腹中聚散无常、时有时无的结块肿物。痹，是闭的意思。水瘕痹就是水积于胸下而结聚成形，并见小便不利的病症。③癞（tuí）疝：癞，阴囊肿大。癞疝，是疝气的一种。

【译文】

肝脉急甚的，会口出愤怒的言语，易怒少喜；微急的，是肝气积聚于胁下所致的肥气病，其状隆起如肉，就好像倒扣着的杯子一样。肝脉缓甚的，会时时呕吐；微缓的，是水积胸胁所致的水瘕痹病，同时还会出现小便不利。肝脉大甚的，主肝气郁盛而内发痈肿，其病会时常呕吐和出鼻血；微大的，是肝痹病，其病会阴器收缩，咳嗽时牵引少腹部作痛。肝脉小甚的，主血不足而口渴多饮；微小的，主多食善饥的消瘅病。肝脉滑甚的，主阴囊肿大的癞疝病；微滑的，主遗尿病。肝脉涩甚的，是水湿溢于肢体的溢饮病；微涩的，主因血虚所致的筋脉拘挛不舒的筋痹病。

【原文】

脾脉急甚，为瘛疭；微急，为膈中^①，食饮入而还出，后沃沫。缓

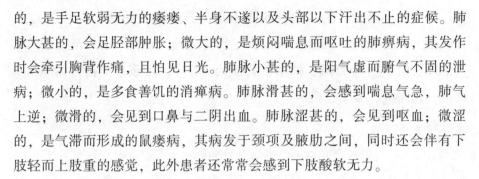

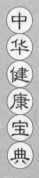

甚，为痿厥；微缓，为风痿，四肢不用，心慧然若无病。大甚，为击仆；微大，为疝气，腹里大脓血，在肠胃之外。小甚，为寒热；微小，为消瘅。滑甚，为癃㿉。微滑，为虫毒蛕蝎②，腹热。涩甚，为肠㿉；微涩，为内㿉，多下脓血。

【注释】

①膈中：指肝旺侮脾以致脾不能运的病症，其主症是饮食入胃后又复吐出（食入即吐）。②蛕（huí）蝎：泛指肠中的各种寄生虫病。

【译文】

脾脉急甚的，主手足搐搦；微急的，是膈中病，会因脾气不能上通而致饮食入胃后复吐出，大便下涎沫等症状。脾脉缓甚的，会四肢痿软无力而厥冷；微缓的，是风痿，会四肢偏废，但因其病在经络而不在内脏，所以心里明白，神志清楚，就好像没有病一样。脾脉大甚的，主猝然昏仆的病症，其病状就好像突然被击而倒地一样；微大的，是疝气，其病乃是由脾气壅滞而导致的腹中有大脓血且在肠胃之外的病症。脾脉小甚的，主寒热往来的病症；微小的，是多食善饥的消瘅病。脾脉滑甚的，是阴囊肿大兼见小便不通的癃㿉病；微滑的，主腹中之湿热熏蒸于脾而生的各种虫病。脾脉涩甚的，是大肠脱出的肠㿉病；微涩的，是肠腑溃烂腐败的内㿉病，其病大便中会便下很多脓血。

【原文】

肾脉急甚，为骨癫疾①；微急，为沉厥，奔豚②，足不收，不得前后。缓甚，为折脊；微缓，为洞，洞者，食不化，下嗌还出。大甚，为阴痿；微大，为石水③，起脐已下至小腹，腄腄然④，上至胃脘，死不治。小甚，为洞泄；微小，为消瘅。滑甚，为癃㿉；微滑，为骨痿，坐不能起，起则目无所见；涩甚，为大痈；微涩，为不月⑤，沉痔⑥。

【注释】

①骨癫疾：是病邪深入至骨，邪气壅闭而胀满，伴有汗出于外，烦闷于内等现象的病症。属重症。②奔豚：是五积病之一，指肾脏积气。其病发自少腹，上至心下，似豚奔突，上下走窜，故名奔豚。③石水：是水肿病的一

种。《金匮要略》中形容它的症状为脉沉、腹满而不喘。④腄（chuí）腄然：腄，重而下坠之意。腄腄然，即形容腹大胀满，似要下坠的样子。⑤不月：就是月经不来，引申为月经不调。⑥沉痔：即指日久不愈的痔疮。

【译文】

肾脉急甚的，主病邪深入于骨的骨癫疾；微急的，主肾气沉滞以致失神昏厥的病症以及肾脏积气的奔豚症，还会出现两足难以屈伸，大小便不通等症状。肾脉缓甚的，主脊背痛不可仰的病症；微缓的，主洞病，这种洞病的症状，是食物下咽之后，还未消化便吐出。肾脉大甚的，是火盛水衰的阴痿病；微大的，是气停水积的石水病，其病会见到肿胀起于脐下，其肿势下至少腹，而使少腹胀满下坠，上至胃脘，它是属于不易治疗的死症。肾脉小甚的，主直泻无度的洞泄病；微小的，是多食善饥的消瘅病。肾脉滑甚的，是小便癃闭，兼见阴囊肿大的癀疝病；微滑的，主热伤肾气的骨痿病，其病能坐而不能起，起则双目昏黑，视物不清，若无所睹。肾脉涩甚的，会见到气血阻滞以致外发大痈；微涩的，主妇女月经不调的病症，或是日久不愈的痔疮。

【原文】

黄帝曰：病之六变，刺之奈何？

岐伯答曰：诸急者多寒，缓者多热，大者多气少血，小者血气皆少，滑者阳气盛、微有热，涩者多血少气、微有寒。是故刺急者，深内①而久留之；刺缓者，浅内而疾发针，以去其热；刺大者，微泻其气，无出其血；刺滑者，疾发针而浅内之，以泻其阳气而去其热；刺涩者，必中其脉，随其逆顺而久留之，必先按而循②之，已发针，疾按其痏③，无令其血出，以和其脉；诸小者，阴阳形气俱不足，勿取以针，而调以甘药④也。

【注释】

①内：同"纳"，即以针刺入皮肤的意思。②循：即按摩。③痏（wěi）：指针刺后皮肤上起的瘢痕，在此代指针孔。④甘药：是指性味甘的药物。脾属土而喜甘，用甘药可补益脾气，脾旺则五脏之气俱盛，所以对阴阳形气俱不足的患者，不用针刺而用甘药来调理。

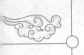

【译文】

黄帝问：对于在疾病变化过程中出现上述六种脉象的情况，应该怎样以相应的针刺进行治疗呢？

岐伯回答说：出现急脉的病症，大多是寒性的；出现缓脉的病症，大多是热性的；出现大脉的病症，属于阳盛而气有余，阴衰而血不足；出现小脉的病症，属于阳虚阴弱，气血皆少；出现滑脉的病症，属于阳气盛实而微有热；出现涩脉的病症，属于气滞，且阳气不足而微有寒。所以在针刺治疗出现急脉的病症时，因其多寒，且寒从阴而难去，故要深刺，并长时间留针；在针刺治疗出现缓脉的病变时，因其多热，且热邪从阳而易散，故要浅刺，并迅速出针，而使热邪得以随针外泄；在针刺治疗出现大脉的病变时，因其阳盛而多气，故可以微泻其气，但不能出血；在针刺治疗出现滑脉的病变时，因其阳气盛实而微有热，故应当在进针后迅速出针，且进针亦宜较浅，以疏泄体表的阳气而宣散热邪；在针刺治疗出现涩脉的病变时，因其气滞而不易得气，故在针刺时必须刺中患者的经脉，并且要随着经气的运行方向行针，还要长时间留针，此外在针刺之前还必须先按摩经脉的循行通路，使其气血流通以利经气运行，在出针之后，更要迅速地按揉针孔，不使它出血，从而使经脉中的气血调和；至于各种出现小脉的病变，因其阳虚阴弱，气血皆少，内外的形气都已不足，故不适宜使用针法进行治疗，而应当使用甘药来进行调治。

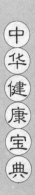

【原文】

黄帝曰：余闻五脏六腑之气，荥输所入为合，令何道从入，入安连过？愿闻其故。

岐伯答曰：此阳脉之别入于内，属于腑者也。

黄帝曰：荥输与合，各有名乎？

岐伯答曰：荥输治外经，合治内腑。

黄帝曰：治内腑奈何？

岐伯曰：取之于合。

黄帝曰：合各有名乎？

岐伯答曰：胃合于三里，大肠合入于巨虚上廉，小肠合入于巨虚下廉，三焦合入于委阳，膀胱合入于委中央，胆合入于阳陵泉。

黄帝曰：取之奈何？

岐伯答曰：取之三里者，低跗取之；巨虚者，举足取之；委阳者，屈伸而索之；委中者，屈而取之；阳陵泉者，正竖膝，予之齐，下至委阳之阳取之；取诸外经者，揄申而从之。

黄帝曰：愿闻六腑之病。

岐伯答曰：面热者，足阳明病；鱼络血者，手阳明病；两跗之上脉竖陷者，足阳明病。此胃脉也。大肠病者，肠中切痛而鸣濯濯，冬日重感于寒即泄，当脐而痛，不能久立。与胃同候，取巨虚上廉。胃病者，腹䐜胀，胃脘当心而痛，上支①两胁，膈咽不通，食饮不下，取之三里也。小肠病者，小腹痛，腰脊控睾而痛，时窘之后，当耳前热，若寒甚，若独肩上热甚，及手小指次指之间热，若脉陷者，此其候也。手太阳病也，取之巨虚下廉。三焦病者，腹气满，小腹尤坚，不得小便，窘急，溢则水，留即为胀。候在足太阳之外大络，大络在太阳少阳之间，亦见于脉，取委阳。膀胱病者，小腹偏肿而痛，以手按之，即欲小便而不得，肩上热若脉陷，及足小指外廉及胫踝后皆热。若脉陷，取委中央。胆病者，善太息②，口苦，呕宿汁，心下澹澹③恐人将捕之，嗌中吤吤然，数唾。在足少阳之本末，亦视其脉之陷下者灸之，其寒热者取阳陵泉。

【注释】

①支：乃支撑之意。②太息：就是长出气的意思。③心下澹澹：澹，就是动的意思。心下澹澹，就是形容心中跳动不安的样子。

【译文】

黄帝说：我听说五脏六腑的脉气，都出于井穴，而流注于荥、输等各穴，最后进入合穴，那么，这些脉气是从什么通路上进入合穴的，在进入合穴时又和哪些脏腑经脉相连属呢？我想听你讲讲其中的道理。

岐伯回答说：您所说的，是手足各阳经的别络入于体内，再连属于六腑的情况。

黄帝问：荥穴、输穴与合穴，都各有其特定的治疗作用吗？

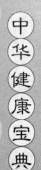

岐伯回答说：荥穴、输穴，其脉气都浮显在较浅部位，故它们适用于治疗显现在体表和经脉上的病症，合穴的脉气深入于内，故它适用于治疗内腑的病变。

黄帝问：人体内腑的疾病，该怎样来进行治疗呢？

岐伯说：应当取用各腑之气与足三阳经相合的部位（即下合穴）来进行治疗。

黄帝说：六腑各自之腑气与足三阳经相合的部位都各有它们自己的名称吗？

岐伯回答说：胃腑的腑气合于本经的合穴足三里穴，大肠腑的腑气合于足阳明胃经的上巨虚穴，小肠腑的腑气合于足阳明胃经的下巨虚穴，三焦腑的腑气合于足太阳膀胱经的委阳穴，膀胱腑的腑气合于本经的合穴委中穴，胆腑的腑气合于本经的合穴阳陵泉穴。

黄帝说：这些下合穴的取穴方法是怎样的呢？

岐伯回答说：取足三里穴时，要使足背低平；取上、下巨虚穴时，要举足；取委阳穴时，要屈伸下肢以判断出腘窝横纹的位置后，再到腘窝横纹的外侧去寻找；取委中穴时，要屈膝；取阳陵泉穴时，要正身蹲坐，竖起膝盖，然后再沿着膝盖外缘直下，至委阳穴的外侧（即腓骨小头前下方）；至于要取用浅表经脉上的荥输各穴来治疗外经的疾患时，也应在牵拉伸展四肢，而使经脉舒展、气血畅通之后，再行取穴。

黄帝说：希望听你讲讲六腑的病变情况。

岐伯回答说：颜面发热的，是足阳明胃腑发生病变的反映；手鱼处的络脉出现瘀血的，是手阳明大肠腑发生病变的反映；在两足跗之上（冲阳穴处）的动脉出现坚实而竖或虚软下陷的，也都是足阳明胃腑病变的反映。这一动脉（冲阳脉）还是测候胃气的要脉。大肠腑病变的症状，表现为肠中阵阵切痛，并伴有因水气在肠中往来冲激而发响的肠鸣，在冬天寒冷的季节里，如果再感受了寒邪，就会立即引起泄泻，并在脐周发生疼痛，其痛难忍，不能久立。因大肠的症候与胃密切相关，所以应该取用大肠腑的下合穴，即足阳明胃经的上巨虚穴来进行治疗。胃腑病变的症状，表现为腹部胀满，在中焦胃脘部的心窝处发生疼痛，且痛势由此而上，支撑两旁的胸胁作痛，胸膈与咽喉间阻塞不通，使饮食不能下咽，当取用胃腑的下合穴，即本经（足阳明胃经）的足三里穴来进行治疗。小肠腑病变的症状，表现为少腹部作痛，腰脊牵引睾丸发生疼痛，并时常会见到小便窘急以及里急后重等大小便不利的情况，同时还会在小肠经的循行通路上出现耳前发热，或耳前发冷，或唯独肩部发热，以及手小指与无名指之间发热，或是络脉虚陷不起等现象，这些症候，都是属于小肠腑病变的症状表现。手太阳小肠腑的病变，当取用小肠腑在下肢的下合穴，即足阳明胃经的下巨虚穴来进行治疗。三焦腑病变的症状，表现为气滞所致的腹气胀满，少腹部尤为坚实，小便不通而尿意窘急，小便不通则水道不利，水道不利则水液无所出，若水液泛溢于肌肤就会形成水肿，若水液停留在腹部就会形成胀病。三焦腑的病候变化，会在足太阳膀胱经外侧的大络上反映出来，此大络在足太阳膀胱经与足少阳胆经之间，三焦腑有病，当取用三焦腑在下肢的下合穴，即足太阳膀胱经的委阳穴来进行治疗。膀胱腑病变的症状，表现为少腹部偏肿且疼痛，若用手按揉痛处，就会立即产生尿意，却又尿不出来，此外，还会在膀胱经循行通路上出现肩背部发热，或是肩背部的经脉所在处陷下不起，以及足小趾的外侧、胫骨与足踝后都发热。或是这些部位的经脉循行处陷下不起，这些病症，都可以取用膀胱腑的下合穴，即本经（足太阳膀胱经）的委中穴来进行治疗。胆腑病变的症状为时时叹息而长出气，口中发苦，因胆汁上溢而呕出苦水，心神不宁，胆怯心跳，好像害怕有人要逮捕他，咽部如有物梗阻，多次想把它吐出来，却什么也吐不出。对于这些病变，可以在足少阳胆经循行通路的起点处或终点处取穴来进行治疗，也可以找到因血气不足而致的经脉陷下之处，在那里施行灸法来进行治疗，出现寒热往来症状的，就应当取用胆腑的下合穴，即本经（足少阳胆经）的阳陵泉穴来进行治疗。

【原文】

黄帝曰：刺之有道乎？

岐伯答曰：刺此者，必中气穴^①，无中肉节^②。中气穴则针游于巷^③，中肉节即皮肤痛。补泻反则病益笃，中筋则筋缓，邪气不出，与其真相搏，乱而不去，反还内著^④。用针不审，以顺为逆也。

【注释】

①气穴：泛指全身的穴位。因穴位与脏腑经络之气相通，故称为气穴。

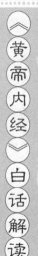

②肉节：指皮肉之间、骨节相连的部位。③针游于巷：巷，就是街或道的意思。此句言针中气穴时，医者手下的感觉就好像人游行在街巷之中，毫无滞涩之感。④内著：就是邪气内陷的意思。

【译文】

黄帝问：针刺以上各穴，有一定的法度吗？

岐伯回答说：针刺这些穴位时，一定要刺中气穴才行，切不可刺到皮肉之间、骨节相连的地方。若是刺中了气穴，则医者手下就会感觉到针尖好像游行于空巷之中，针体进出自如，若是误刺在皮肉骨节相连之处，则不但医者手下会感觉到针体进出涩滞，而且患者也会有皮肤疼痛的感觉。倘若该用补法的却反用了泻法，而该用泻法的却反用了补法，就会使病情更加严重，倘若误刺在筋上，就会使筋脉受损，弛缓不收，而病邪也不能被驱出体外。邪气和真气在体内相互斗争，就会使气机逆乱，而邪气依然不能祛除，甚至反而深陷于体内，使病情更加深重。这些都是用针时不审慎，错识病性、乱用刺法造成的恶果。

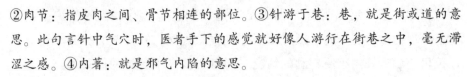

寿夭刚柔 法律

【原文】

黄帝问于少师曰：余闻人之生也，有刚有柔，有弱有强，有短有长，有阴有阳，愿闻其方。

少师答曰：阴中有阴，阳中有阳，审知阴阳，刺之有方，得病所始，刺之有理，谨度病端，与时相应。内合于五脏六腑，外合于筋骨皮肤，是故内有阴阳，外亦有阴阳。在内者，五脏为阴，六腑为阳；在外者，筋骨为阴，皮肤为阳。故曰病在阴之阴者，刺阴之荥输[1]；病在阳之阳者，刺阳之合[2]；病在阳之阴者，刺阴之经[3]；病在阴之阳者，刺络脉[4]。故曰病在阳者命曰风，病在阴者命曰痹，阴阳俱病命曰风痹。病有形而不痛者，阳之类也；无形而痛者，阴之类也。无形而痛者，其阳完而阴伤之也，急治其阴，无攻其阳；有形而不痛者，其阴完而阳伤之也，急治其阳，无攻其阴。阴阳俱动，乍有形，乍无形，加以烦心，命曰阴胜其阳，此谓不表不里，其形不久。

【注释】

①阴之荥输：指手三阴经和足三阴经的荥穴（属火）及输穴（属土）。②阳之合：指手三阳经和足三阳经的合穴（属土）。③阴之经：指手三阴经和足三阴经的经穴（属金）。④络脉：即十五络脉，在此代指手三阳经和足三阳经的络穴。

【译文】

黄帝问于少师说：我听说人生在世，由于各人的禀赋不同，性情有刚有柔，体质有强有弱，形体有高有矮，一切生理病理的现象，就其性质来说，都是有阴有阳的，我想听你谈一谈这些差异的区别以及与这些差异相应的不同针刺方法。

少师回答说：人体所含的阴阳，阴之中还可以再分出阴，阳之中还可以再分出阳，只有明确了解和掌握了阴阳的规律，才能找到恰当的针刺方法来调和，只有知晓了开始发病时的病性是属于阴的还是属于阳的，治疗起来才能有理有据，此外，还要认真诊察致病的原因，根据四季时令的变化来把握发病的性质和特点。同时，所选定的治疗方法，其功效在内要与五脏六腑的病候相合，其功效在外要与筋骨皮肤的病候相合，只有这样，才能取得良好的疗效，不仅身体的内部有阴阳之分，身体的外部也有阴阳之分。在体内，五脏属阴，六腑属阳；在体表，筋骨属阴，皮肤属阳。根据这种内外阴阳的关系，再由病候所发生的部位，就可以初步选定针刺治疗所要用的穴位。所以说内为阴，体内的五脏亦属阴，如果五脏有病，即所谓的病在阴中之阴，就应当针刺阴经的荥穴和输穴；相应的，外为阳，体表的皮肤亦属阳，如果皮肤有病，即所谓的病在阳中之阳，就应当针刺阳经的合穴；此外，外为阳，体表的筋骨却属阴，如果筋骨有病，即所谓的病在阳中之阴，就应当针刺阴经的经穴；相应的，内为阴，体内的六腑却属阳，如果六腑有病，即所谓的病在阴中之阳，就应当针刺阳经的络穴。至于疾病的症候，其发病的部位也可以用阴阳来分类。所以说病邪在体表阳分的疾患叫作风，病邪在体表阴分的疾患叫作痹，体表的阴分和阳分都有病的疾患叫作风痹。病患在外表有形态的变化而没有疼痛感的，是病在浅表、在皮肉筋骨，是属于阳的一类疾病；病患在外表没有形态的变化却有疼痛感的，是病在深处、在五脏六腑，是属于阴的一类疾病。在外表没有病形的表现却感到疼痛的这一类病症，其属阳的体表完好如常，只是属阴的五脏六腑有病，应该急速治疗其属阴的五脏六腑，而不要治疗其属阳的皮肉筋骨；反之，在外表有病形的表现而不感到疼痛的这一类病症，其属阴的五脏六腑是没有病的，只是属阳的体表受到了损伤，应该急速治疗其属阳的皮肉筋骨，而不要治疗其属阴的五脏六腑。至于阴阳表里都发生病患时，则有时会在体表出现病形的表现，有时会因病在脏腑而在体表不出现病形的表现，倘若此时再感到心中烦躁不安，那就叫作阴病甚于阳病，即属阴的五脏受病比较厉害，这时的病情就是所谓的既不全是在表，又不

中华健康宝典

全是在里，病患发展到了这个阶段，就难以治疗了，而离其形体的败坏也就不远了。

【原文】

黄帝问于伯高曰：余闻形气，病之先后、外内之应，奈何？

伯高答曰：风寒伤形，忧恐忿怒伤气。气伤脏，乃病脏。寒伤形，乃应形。风伤筋脉，筋脉乃应。此形气外内之相应也。

黄帝曰：刺之奈何？

伯高答曰：病九日者，三刺而已；病一月者，十刺而已。多少远近，以此衰^①之。久痹不去身者，视其血络^②，尽出其血。

黄帝曰：外内之病，难易之治，奈何？

伯高答曰：形先病而未入脏者，刺之半其日；脏先病而形乃应者，刺之倍其日。此外内难易之应也。

【注释】

①衰：在此是祛除的意思。②血络：指浅部静脉。大的浅静脉，有肘部的曲池、腘部的委中等；小的浅静脉，有掌部的鱼际、跗部的然谷等。

【译文】

黄帝问于伯高说：我听说外表的形体和体内的气机发生病变时，其发病之先后以及所发之在内在外的病症都是与其病因相应的，这之中的情形是怎样的？

伯高回答说：风寒病邪外袭，必先侵袭在外的形体，忧恐愤怒等情志刺激，必先影响到体内气机的运行。气机的活动失于协调，就会造成五脏不和，而使五脏发病。寒邪侵袭形体，就会使在外的形体受伤，而在肌表出现相应的病症。风邪伤及筋脉，就会在筋脉出现相应的病症。这就是形体与气机受到了伤害，而相应地在外与在内发病的情况。

黄帝问：根据病程的长短不同，怎样去合理使用针刺治疗呢？

伯高回答说：得病已经九天的，针刺三次就可以痊愈；得病已经一个月的，针刺十次也可以痊愈。不论病程时日的多少远近，都可以根据这一病三日就针刺一次的原则，来估计出祛除病邪最适当的治疗次数。如果有久患痹病而不能治愈的，就应当诊察他的血络，在有瘀血的地方用刺络放血的方法出尽恶血。

黄帝问：外因与内因所致的疾病，在针刺时有难治与易治的不同，其具体情况是怎样的？

伯高回答说：外邪伤人，形体先病而尚未传入内脏的，是病在浅表，其针刺的次数可以按照一般的标准减去一半；即原来患病一个月而需要针刺十次的，现在只要针刺五次就可以了；内因所伤，内脏先病，再由里达表而影响到在外的形体也相应地出现病症的，是病在深处，这时其针刺的次数就要按照一般的标准加上一倍。即原来患病一个月而需要针刺十次的，现在需要针刺二十次才可以。这些都是以患病一个月作为标准来说明外因与内因所致疾病在治疗上的难易区别。

【原文】

黄帝问于伯高曰：余闻形有缓急，气有盛衰，骨有大小，肉有坚脆，皮有厚薄，其以立寿夭，奈何？

伯高答曰：形与气相任①则寿，不相任则夭；皮与肉相裹②则寿，不相裹则夭；血气经络胜形则寿，不胜形则夭。

【注释】

①相任：就是相称、相互适应的意思。②相裹：因皮在外以裹肉而名。在此指皮厚肉坚而言。皮厚肉脆或皮薄肉坚的，叫作"不相裹"。

【译文】

黄帝问于伯高说：我听说人的形体有缓有急，元气有盛有衰，骨骼有大有小，肌肉有坚有脆，皮肤有厚有薄，从这几方面去观察，怎样可以断定一个人是长寿还是短命？

伯高回答说：形体与元气相称，内外平衡的，就会长寿，反之，不相称、不平衡的，就会短命；皮厚肉坚，能够相称的，就会长寿，皮厚肉脆，互不相称的，就会短命；血气经络旺盛充实，胜过外表形体的，就会长寿，反之，血气经络衰退空虚，其情况还不及形体的，就会短命。

【原文】

黄帝曰：何谓形之缓急？

伯高答曰：形充而皮肤缓者则寿，形充而皮肤急者则夭。形充而脉坚大者顺也，形充而脉小以弱者气衰，衰则危矣。若形充而颧不起者骨小，骨小则夭矣。形充而大肉①䐃②坚而有分者③肉坚，肉坚则寿矣；形充而大肉无分理不坚者肉脆，肉脆则夭矣。此天之生命，所以立形定气而视寿夭者。必明乎此立形定气，而后以临病人，决死生。

黄帝曰：余闻寿夭，无以度之。

伯高答曰：墙基④卑，高不及其地⑤者，不满三十而死；其有因加疾者，不及二十而死也。

黄帝曰：形气之相胜，以立寿夭奈何？

伯高答曰：平人而气胜形者寿；病而形肉脱，气胜形者死，形胜气者危矣。

【注释】

①大肉：指人体腿、臂、臀等肌肉较肥厚之处的肌肉。②䐃（jùn）：肌肉结聚之处，在此指人体肩、肘、髀、膝等肌肉突起的部位。③有分者：就是分肉明显的意思。④墙基：在此指耳边而言。⑤地：耳前之肉叫作地。

【译文】

黄帝问：什么叫作形体的缓急？

伯高回答说：形体充实而皮肤和缓的人，就会长寿，形体充实而皮肤紧张的人，就会短命。形体充实而脉气坚大的，属表里如一，内外俱强，就叫作顺，形体充实而脉气弱小的，属外实内虚，脉气不足，是气衰的征象，出现气衰就表明其寿命不长了。形体充实而面部颧骨低平不起的，是骨骼弱小，出现这种形体充实而骨骼弱小之情况的人，就会短命。形体充实而臀部肌肉丰满且在其肩、肘、髀、膝等肌肉突起的地方也都是肌肉坚实而肤纹清楚的，就叫作肉坚，像这样的肌肉坚实的人，就会长寿；形体充实而臀部肌肉瘦削，没有肤纹且不坚实的，就叫作肉脆，像这样的肌肉脆薄的人，就会短命。这些都是由各人的先天禀赋不同所造成的，所以通过判定在外之形体和在内之元气的盛衰，以及形体与气血之间是否平衡统一，就可以观察、推测出人的生命寿夭。作为医生必须明了这个道理，知道如何确定形体的强弱，判定元气的盛衰，观察形与气之间平衡协调与否，然后才能在临床上诊察病人，决定治疗措施，判断生死预后。

黄帝说：我听说人的寿命长短可以通过观察某些部位而大致估计出来，但究竟能活到多少岁，我还是无法测度。

伯高回答说：就面部来说，如果耳边四周的骨骼塌陷，低平窄小，高度还不及耳前的肌肉，这样的人不满三十岁就会夭亡；倘若再加上因外感内伤等原因而患了其他疾病，那么不到二十岁就会夭亡了。

黄帝问：形体与气两者相比有过与不及之时，怎样用它们来辨别一个人长寿还是短命？

伯高回答说：平常之人，气足神全胜过形体的，即使外貌较为瘦小，也会长寿；得了病的人，如果形体肌肉已消瘦不堪，即使气能胜形，即气还不衰，但由于形体恢复困难，形脱则气难独存，所以仍是会死亡的，倘若形能胜气，由于元气已经衰竭，气衰神衰，因此即使外表的形肉没有变化，其病情也同样很危险，不会长寿。

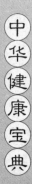

【原文】

黄帝曰：余闻刺有三变，何谓三变？

伯高答曰：有刺营者，有刺卫者，有刺寒痹之留经者。

黄帝曰：刺三变者，奈何？

伯高答曰：刺营者，出血；刺卫者，出气；刺寒痹者，内热[①]**。**

【注释】

①内热：内，同"纳"。内热就是纳热的意思，即纳热于内，驱散寒邪。

【译文】

黄帝说：我听说刺法中有"三变"的说法，什么叫作三变？

伯高回答说：所谓三变，就是根据不同的病症而设立的三种不同的针刺方法。其中有刺病在营分的，有刺病在卫分的，还有刺寒痹留滞在经络之中的。

黄帝问：针刺这三种病的方法都是怎样的？

伯高回答说：刺病在营分的，是用点刺放血的方法，使营分的病邪随瘀血而外泄；刺病在卫分的，是用摇大针孔的方法，以疏泄卫气，并使卫分的病邪得以消散；刺寒邪留滞经络而形成痹症的，是用蜂刺的方法或是针后药熨的方法，使热气入内温煦经脉并驱散寒邪。

【原文】

黄帝曰：营卫寒痹之为病，奈何？

伯高答曰：营之生病也，寒热少气，血上下行。卫之生病也，气痛时来时去，怫忾①贲响②，风寒客于肠胃之中。寒痹之为病也，留而不去，时痛而皮不仁。

黄帝曰：刺寒痹内热，奈何？

伯高答曰：刺布衣者，以火焠③之。刺大人者，以药熨之。

黄帝曰：药熨奈何？

伯高答曰：用淳酒二十斤，蜀椒一斤，干姜一斤，桂心一斤，凡四种，皆㕮咀④，渍酒中。用绵絮⑤一斤，细白布四丈，并内酒中。置酒马矢煴中⑥，盖封涂，勿使泄。五日五夜，出布绵絮，曝干之，干复渍，以尽其汁。每渍必晬其日⑦，乃出干。干，并用滓与绵絮，复布为复巾⑧，长六七尺，为六七巾。则用之生桑炭炙巾，以熨寒痹所刺之处，令热入至于病所，寒复炙巾以熨之，三十遍而止。汗出以巾拭身，亦三十遍而止。起步内中，无见风。每刺必熨，如此病已矣。此所谓内热也。

【注释】

①怫（fú）忾：怫，作郁讲。忾，作气满讲。怫忾，就是气满郁塞的意思。②贲响：指腹鸣。③焠：指烧针法，即将针用火烧热后，迅速刺入，随即拔出。④㕮（fǔ）咀：就是嚼的意思，古人把将药咬成粗块的过程叫作㕮咀。是古人炮制药物的方法，那时候没有刀，所以就要用嘴把药物咬碎，使之变得像芝麻或豆粒一样大小。后世根据这个意思，虽然已经改用了刀，但对药物的加工，仍通称㕮咀。⑤绵絮：在此指用蚕茧制成的丝绵。⑥马矢煴中：指用燃烧的干马粪去煨。⑦晬（zuì）其日：晬，原意是一周。晬其日指一日一夜。⑧复布为复巾：复布，就是双层布。巾，重布为巾，是指夹袋一类的东西；复巾，就是用双层布制成夹袋的意思。

【译文】

黄帝问：营分病、卫分病以及寒痹的症状表现都是怎样的？

伯高回答说：营和血是一体的，营分病的症状表现，主要是寒热往来，

139

气弱无力，邪在营血而上下妄行的现象。卫和气是一体的，卫分病的症状，主要是因气机不畅所致的气痛，表现为无形而痛，时来时去，忽痛忽止，此外还有腹部胀满不舒，或腹中肠鸣作响等症状，这些都是因风寒外袭，客于肠胃之中，气机不通而导致的。寒痹的症状，是因寒邪停留于经络之间，血脉凝滞不行所产生的，故而其症状表现为久病难去，肌肉时常疼痛并伴有皮肤麻木不仁（不知痛痒）的感觉。

黄帝问：刺寒痹时使热气内入的方法是怎样的？

伯高回答说：根据病人的体质不同，刺寒痹时使热气内入的方法会有所不同。对于普通劳动者，他们身体强健，皮厚肉坚，可以用火针或艾灸的方法来进行治疗。而对于那些王公贵族，他们养尊处优，皮薄肉脆，则适宜采用针后药熨的方法来进行治疗。

黄帝问：药熨的制法及其应用是怎样的？

伯高回答说：药熨的制法，是取醇酒二十升，蜀椒一升，干姜一斤，桂心一斤，共四种药料，将后三种药都用牙齿嚼碎成豆粒一样大小，然后一起浸泡在酒中。再取丝绵一斤，细白布四丈，也一起浸泡在酒中。此后再把盛有酒的酒器，放到燃烧的干马粪上去煨，不过酒器的盖子必须用泥涂抹密封，不能让它漏气。待到煨了五日五夜之后，将白布和丝绵取出晒干，晒干之后，再重复浸入酒中，不计次数，直到把酒吸尽为止。每浸泡一次，都要泡够一天一夜的时间，再取出晒干。待酒汁已被吸尽之后，就把药渣也取出来晒干，并将药渣与丝绵都放在夹袋内，这种夹袋，就是将双层的布再对折之后制成的，每个夹袋都有六七尺长，一共要做六七个夹袋。使用的时候，先将夹袋放在生桑炭火上烤热，再用它来温熨寒痹局部施针的部位，使温热传入里面的病所，夹袋冷了，就放到生桑炭火上去烤热，烤热后再来熨，一共要熨三十次才能停止。熨后就会出汗，汗出来了，要用夹袋来擦拭身体，也是要擦三十次才能停止。擦干汗液之后，要在没有风的室内活动，切记不要受风。每次针刺都必须配合药熨，这样治疗，才能痊愈。这就是所谓的用药熨使热气内入的方法。

本神　法风

【原文】

　　黄帝问于岐伯曰：凡刺之法，先必本于神①。血、脉、营、气、精、神，此五脏之所藏也。至其淫泆②离脏则精失，魂魄飞扬，志意恍乱，智虑去身者，何因而然乎？天之罪与？人之过乎？何谓德、气、生、精、神、魂、魄、心、意、志、思、智、虑？请问其故。

【注释】

　　①神：广义的神指的是一切生命活动的表现，狭义的神指的是人的思想意识、精神活动。此处的"神"，所指的含义主要为后者。②淫泆：淫，过分的意思。泆，放纵的意思。淫泆，在此是指放纵过度。

【译文】

　　黄帝问于岐伯说：凡是使用针刺的治疗方法，首先都必须以病人的精神活动情况作为诊治的依据。血、脉、营、气、精和神气，这些都是由五脏所藏的用以维持生命活动的物质基础和动力，但其中以神的作用最为重要。若是过度放纵七情而使神气从五脏离散，就会使五脏的精气散失，魂魄飞荡飘扬，意志恍惚迷乱，并丧失智慧和思考能力，然而，是什么原因导致这样的病症产生的呢？是上天的惩罚，还是人为的过失呢？还有，什么叫作德、气、生、精、神、魂、魄、心、意、志、思、智、虑，其中的过程是怎样的？请问其中的缘故。

【原文】

　　岐伯答曰：天之在我者，德①也；地之在我者，气②也。德流气薄而生者也。故生之来谓之精，两精相搏谓之神，随神往来者谓之魂，并精而出入者谓之魄，所以任物者谓之心，心之所忆谓之意，意之所存谓之志，因志而存变谓之思，因思而远慕谓之虑，因虑而处物谓之智。故智者之养生也，必顺四时而适寒暑，和喜怒而安居处，节阴阳而调刚柔，如是则僻邪不至，长生久视。

【注释】

①德：是指天地万物的运动规律，诸如四季更替、万物盛衰等。②气：是指天地之间的自然产物，诸如五谷果蔬、江河溪泉等。

【译文】

岐伯回答说：天所赋予我们的是生化之机，地所赋予我们的是长养之气。地之长养之气随天之生化之机而动，阴阳之气上下交感，才使万物化生而成形。所以，基于阴阳两气相交而产生的生命的原始物质，叫作精；阴阳两精相互结合而形成的生命活力，叫作神；伴随着神气往来存在的精神活动，叫作魂；依傍着精气的出入流动而产生的神气功能，叫作魄；能够使人主动地去认识客观事物的主观意识，叫作心；心里有所记忆并进一步形成欲念的过程，叫作意；欲念已经存留并决心贯彻的过程，叫作志；为了实现志向而反复考虑应该做些什么的过程，叫作思；因思考而预见后果的过程，叫作虑；因深谋远虑而有所抉择以巧妙地处理事务的过程，叫作智。所以明智之人的养生方法，必定是顺应四季的时令，以适应气候的寒暑变化，不过于喜怒，并能良好地适应周围的环境，节制阴阳的偏盛偏衰，并调和刚柔，使之相济，像这样，就能使病邪无从侵袭，从而延长生命，不易衰老。

【原文】

是故怵①惕②思虑者则伤神，神伤则恐惧，流淫而不止。因悲哀动中者，竭绝而失生。喜乐者，神惮散③而不藏。愁忧者，气闭塞而不行。盛怒者，迷惑而不治。恐惧者，神荡惮而不收。

心，怵惕思虑则伤神，神伤则恐惧自失，破䐃脱肉，毛悴色夭，死于冬④。

脾，愁忧不解则伤意，意伤则悗⑤乱⑥，四肢不举，毛悴色夭，死于春。

肝，悲哀动中则伤魂，魂伤则狂忘不精，不精则不正，当人阴缩而挛筋，两胁骨不举，毛悴色夭，死于秋。

肺，喜乐无极则伤魄，魄伤则狂，狂者意不存人，皮革焦，毛悴色夭，死于夏。

肾，盛怒而不止则伤志，志伤则喜忘其前言，腰脊不可以俯仰屈伸，毛悴色夭，死于季夏⑦。

恐惧而不解则伤精，精伤则骨痠痿厥，精时自下。

是故五脏主藏精者也，不可伤，伤则失守而阴虚，阴虚则无气，无气则死矣。是故用针者，察观病人之态，以知精神魂魄之存亡，得失之意，五者以伤，针不可以治之也。

【注释】

①怵（chù）：恐惧。②惕（tì）：指惊恐不安的样子。③惮（dàn）散：惮，劳累。惮散，在这里是形容神气耗散的样子。④死于冬：在五行归类中，心属火，冬季属水，因为水能克火，所以心的病症到了冬季就会加重，甚至使人死亡，故而说"死于冬"。以下之"死于春"等句，同理。⑤悗：同"闷"字，胸中满闷。⑥乱：烦乱。⑦季夏：指农历六月，也就是一般所说的长夏，在五行归类中属土。

【译文】

所以惊惧、思虑太过，就会伤损神气，神气被伤，就会时常使人产生惊恐、畏惧的情绪，并使五脏的精气流散不止。因悲哀过度而伤及内脏的，就会使人神气衰竭消亡而丧失生命。喜乐过度的，神气就会消耗涣散而不得藏蓄。愁忧过度的，就会使上焦的气机闭塞而不得畅行。大怒的，就会使神气迷乱惶惑而不能正常运行。恐惧过度的，就会使神气流荡耗散而不能收敛。

心藏神，恐惧、惊悸、思考、焦虑太过，就会伤神，神被伤，就会使人感到恐慌、畏惧而失去主宰自身的能力，并出现膝髀等处高起的肌肉陷败，遍体的肌肉消瘦等症状，再进一步发展，到了毛发憔悴凋零、皮色枯槁无华的程度，就会在冬季水旺的时候受克而死亡。

脾藏意，忧愁太过且长期不能解除，就会伤意，意被伤，就会使人感

143

到心胸苦闷烦乱，并出现手足举动无力等症状，再进一步发展，到了毛发憔悴凋零、皮色枯槁无华的程度，就会在春季木旺的时候受克而死亡。

肝藏魂，悲哀太过而影响到内脏，就会伤魂，魂被伤，就会使人癫狂、迷忘而不能清楚地认识周围环境，意识不清就会表现出异于常人的言行，此外，还会出现阴器萎缩、筋脉挛急、两胁肋处活动不利等症状，再进一步发展，到了毛发憔悴凋零、皮色枯槁无华的程度，就会在秋季金旺的时候受克而死亡。

肺藏魄，喜乐太过而没有限制，就会伤魄，魄被伤，就会使人神乱发狂，发狂的人意识丧失，旁若无人，此外，还会出现皮肤枯焦等症，再进一步发展，到了毛发憔悴凋零、皮色枯槁无华的程度，就会在夏季火旺的时候受克而死亡。

肾藏志，大怒太过而不能自止，就会伤志，志被伤，就会使人记忆力衰退，时常会忘记以前所说过的话，此外，还会出现腰脊转动困难，不能随意俯仰屈伸等症状，再进一步发展，到了毛发憔悴凋零、皮色枯槁无华的程度，就会在长夏土旺的时候受克而死亡。

恐惧太过且长期不能解除，就会伤精，精被伤，就会出现骨节酸痛、痿软无力而厥冷，时常有遗精滑泄等症状。

综上所述，五脏是主管储藏精气的，而精气又是生命活动的物质基础，属阴，所以每一脏的功能都不能受到损伤，倘若五脏的功能受到了损伤，就会使五脏所藏的精气失于内守，流散耗伤而形成阴虚，阴是阳的物质基础，精失阴虚，缺少营养物质，就无法化生阳气，也就无法进行气化活动，没有阳气及其气化作用，就不能吸收和传输营养，而生命也就停止了。所以运用针刺治疗疾病的医者，必须观察病人的全身状况和表情神态，以了解病人之精、神、魂、魄的存亡得失情况，倘若发现五脏及其所藏的精气都已受到损伤，那么就不可以再妄用针刺来进行治疗。

【原文】

肝藏血，血舍魂。肝气虚则恐，实则怒。脾藏营，营舍意。脾气虚则四肢不用，五脏不安，实则腹胀，经溲①**不利。心藏脉，脉舍神。心气虚则悲，实则笑不休。肺藏气，气舍魄。肺气虚，则鼻塞不利，少**

气；实则喘喝，胸盈仰息。**肾藏精**②，精舍志，肾气虚则厥，实则胀，五脏不安。必审五脏之病形，以知其气之虚实，谨而调之也。

【注释】

①经溲（sōu）：就是指大小便。《素问·调经论》中曾说"形有余则腹胀，泾溲不利"，故此之"经"字当作"泾"字。②肾藏精：这里的精，包括两个方面，一是指来源于五脏六腑的水谷精微，二是指人类生育繁殖的物质基础。

【译文】

肝储藏血液，代表精神意识的魂就寄附在肝血之中。肝气虚，肝血不足，就会使人产生恐惧的感觉；肝气盛，就会使人变得容易发怒。脾储藏营气，属于精神活动之一的意就寄附在营气之中。脾气虚弱，不能输布水谷精微所化生的营气，就会使手足不能运动，五脏不能安和；脾气壅滞，运化不利，就会出现腹部胀满，大小便不利等症状。心主宰着人体周身血脉的运行，代表一切思维活动的神就寄附在血脉之中。心气虚弱，就会使人产生悲忧的感觉；心气盛，就会使人大笑不止。肺储藏人体的真气，代表器官活动功能的魄就寄附在真气之中。肺气虚弱，就会使人感到鼻孔阻塞，呼吸不利而气短；肺气壅逆，就会出现气粗喘喝，胸部胀满，仰面呼吸等症状。肾储藏五脏六腑之阴精，属于精神活动之一的志就寄附在肾精之中。肾气虚弱，元阳不足，就会出现手足厥冷等症状；肾气壅滞，就会出现下腹胀满等症状，并使五脏都不能正常运行。所以在进行治疗的时候，必须首先审察五脏疾患的症状表现，以了解脏气的虚实，然后再根据病情慎重地加以调理，才能获得良好的疗效。

终始　法野

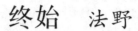

【原文】

凡刺之道，毕于《终始》。明知终始，五脏为纪，阴阳定矣。阴者主脏，阳者主腑。阳受气于四末，阴受气于五脏。故泻者迎之，补者随之。知迎知随，气可令和。和气之方，必通阴阳。五脏为阴，六腑为阳。传之后世，以血为盟^①。敬之者昌，慢之者亡。无道行私，必得天殃。

【注释】

①以血为盟：就是歃血为盟的意思。歃血，把血涂于口唇旁边，是古代最郑重的一种定立法则的仪式，用以表示绝不背信弃约。

【译文】

凡是关于针刺的理论和方法，都在《终始》篇中有了详尽而明了的阐述。明确掌握了《终始》篇的内容和含义，再以五脏为纲领，就可以确定阴阳各经的关系。手足三阴经为五脏所主，手足三阳经为六腑所主。阳经所禀受的脉气来自四肢末梢，阴经所禀受的脉气来自五脏。所以，泻法是迎着脉气的来向而进针，以夺其势，补法是随着脉气的去向而进针，以充其势。懂得迎随补泻的方法，就可以使脉气得以调和。但是要想掌握调和脉气的方法，必须通晓阴阳的含义和规律。比如五脏在内而属阴，六腑在外而属阳等。要将这种理论流传到后世，以造福百姓，而学习者也必须歃血盟誓。郑重地去对待它，痛下决心去钻研它，唯有如此，才能使它发扬光大；反之，不重视它，就会使这种理论消亡。如果不遵循这些理论所提出的原则，自以为是，一意孤行，就必将危害患者的生命，而造成严重的

中华健康宝典

后果。

【原文】

谨奉天道，请言终始！终始者，经脉为纪。持其脉口人迎^①，以知阴阳，有余不足，平与不平。天道毕矣。

所谓平人者不病。不病者，脉口人迎应四时也，上下相应而俱往来也，六经之脉不结动也，本末之寒温之相守司也，形肉血气必相称也。是谓平人。

少气者，脉口人迎俱少而不称尺寸也。如是者，则阴阳俱不足。补阳则阴竭，泻阴则阳脱。如是者，可将以甘药，不可饮以至剂^②。如是者，弗灸。不已者，因而泻之，则五脏气坏矣。

【注释】

①脉口人迎：都是切脉的部位。脉口，亦称寸口、气口，在手腕内侧桡动脉的搏动处，属手太阴肺经，可测候五脏之阴气的盛衰；人迎，在颈部两侧颈动脉的搏动处，属足阳明胃经，可测候六腑之阳气的盛衰。②至剂：指药力猛烈且药量偏大的药剂。

【译文】

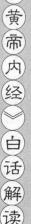

世间万事万物的变化都遵循着自然界的演变法则，现在，就让我根据自然界的规律，来谈一谈针刺的终始的意义！所谓终始，是以人体的十二经脉为纲纪，通过切按寸口脉和人迎脉的脉象，来了解五脏六腑之阴阳有余或是不足的内在变化，以及人体之阴阳平衡或是失衡的状况。这样，自然界反映于人体的变化规律也就基本上能被掌握了。

所谓平人，就是没有得病的正常人。没有得病的正常人，其脉口和人迎的脉象都是与四季的阴阳盛衰相适应的，其脉气也是上下呼应而往来不息的，其手足六经的脉搏，既没有结涩不足，也没有动疾有余等病象，其属于本的内在脏气与属于末的外在肌肤，都能在寒温之性上保持协调，而其外表的形体肌肉与体内的血气也都能够均衡相称。这样的人就被称作"平人"。

元气虚少的病人，寸口和人迎之处都会出现虚弱无力的脉象，且脉搏的长度也达不到应有的尺寸。倘若出现这种情况，就说明患者的阴阳都已不足。这时，如果补其阳气，就会使阴气衰竭，如果泻其阴气，就会使阳气脱陷。对于这种情况，就只能用甘温的药物来调和它，而不能用大补大泻的汤剂去进行治疗。像这种情况的，也不能施行灸法，误用灸法就会耗竭真阴。倘若因为病患日久不愈，就改用泻法，就会使五脏的精气受到损坏。

【原文】

人迎一盛①，病在足少阳；一盛而躁，病在手少阳。人迎二盛，病在足太阳；二盛而躁，病在手太阳。人迎三盛，病在足阳明；三盛而躁，病在手阳明。人迎四盛，且大且数，名曰溢阳②，溢阳为外格③。

脉口一盛，病在足厥阴；一盛而躁，在手心主。脉口二盛，病在足少阴；二盛而躁，在手少阴。脉口三盛，病在足太阴；三盛而躁，在手太阴。脉口四盛，且大且数者，名曰溢阴，溢阴为内关④。内关不通，死不治。人迎与太阴脉口俱盛四倍以上，命名关格⑤。关格者，与之短期。

【注释】

①盛：旺盛而大的意思。一盛、二盛、三盛、四盛，就是大一倍、两倍、三倍、四倍的意思。②溢阳：溢，是满而外流的意思。溢阳，就是指阳经的脉气偏盛而盈溢于外的意思。③外格：格，就是格拒。外格，就是指阳气偏盛，格拒阴气，以致阴阳不能相交的意思。④内关：关，就是关闭的意思。内关，就是指阴气偏盛，拒阳气于外，以致表里隔绝的意思。⑤关格：就是阴气与阳气俱盛，相互格拒，不能相交运动的意思，有阴阳离决之意。

【译文】

人迎脉大于寸口脉一倍的，是病在足少阳胆经；大一倍且有躁动的，是病在手少阳三焦经。人迎脉大于寸口脉两倍的，是病在足太阳膀胱经；大两倍且有躁动的，是病在手太阳小肠经。人迎脉大于寸口脉三倍的，是病在足阳明胃经；大三倍且有躁动的，是病在手阳明大肠经。人迎脉大于寸口脉四倍，且其脉象大而且快的，是六阳经的脉气偏盛到了极点而盈溢于外的表现，这种情况就叫作溢阳。出现溢阳时，由于阳气偏盛至极，就会格拒阴气而使之不能外达，以致出现阳气不能与阴气相交的情况，所以此时的情形就称为外格。

　　寸口脉大于人迎脉一倍的，是病在足厥阴肝经；大一倍且有躁动的，是病在手厥阴心包络经。寸口脉大于人迎脉两倍的，是病在足少阴肾经；大两倍且有躁动的，是病在手少阴心经。寸口脉大于人迎脉三倍的，是病在足太阴脾经；大三倍且有躁动的，是病在手太阴肺经。寸口脉大于人迎脉四倍，且其脉象大而且快的，是六阴经的脉气偏盛到了极点而盈溢于内的表现，这种情况就叫作溢阴，出现溢阴时，由于阴气偏盛至极，就会使阳气不能内入，而出现阴气不能与阳气相交的情况，所以此时的情形就称为内关。出现内关，就说明阴阳表里已隔绝不通，这是难以治疗的死症。人迎和处于手太阴经所属的寸口处所出现的脉象都大于平常脉象四倍以上的，是阴阳两气都偏盛到了极点以致阴阳隔绝、相互格拒的表现，这种情况被称作关格。诊察到了关格的脉象，就可以断定患者将在短期内死亡。

【原文】

　　人迎一盛，泻足少阳而补足厥阴，二泻一补，日一取之，必切而验之，疏取之上，气和乃止。人迎二盛，泻足太阳，补足少阴，二泻一补，二日一取之，必切而验之，疏取之上，气和乃止。人迎三盛，泻足阳明而补足太阴，二泻一补，日二取之，必切而验之，疏取之上，气和乃止。

　　脉口一盛，泻足厥阴而补足少阳，二补一泻，日一取之，必切而验之，疏而取之上，气和乃止。脉口二盛，泻足少阴而补足太阳，二补一泻，二日一取之，必切而验之，疏取之上，气和乃止。脉口三盛，泻足太阴而补足阳明，二补一泻，日二取之，必切而验之，疏而取之上，气和乃止。所以日二取之者，太阴主胃①，大富于谷气，故可日二取之也。

【注释】

　　①太阴主胃：即太阴经主于胃的意思，也就是足太阴脾经的脉气来源于中焦胃腑的意思。

【译文】

　　人迎脉大于寸口脉一倍的，是病在足少阳胆经，治之当泻足少阳胆经，而胆与肝相表里，胆实则肝虚，故当同补足厥阴肝经，取两个用泻法的穴位，同时再取一个用补法的穴位（即以泻穴的数目倍于补穴的数目作为取穴的标准）来进行治疗，每天针刺一次。此外，在治疗的同时还必须按切人迎与寸口的脉象以测验病势的进退及疗效，倘若此时切按到了躁动不安的脉象，就要取用胆经和肝经之脉气所出部位的穴位来进行针刺，等到脉气调和了以后，针刺才能停止。人迎脉大于寸口脉两倍的，是病在足太阳膀胱经，治之当泻足太阳膀胱经，而膀胱与肾相表里，膀胱实则肾虚，故当同时补足少阴肾经，取两个用泻法的穴位，同时再取一个用补法的穴位来进行治疗，每两天针刺一次。此外，在治疗的同时还必须按切人迎与寸口的脉象以测验病势的进退及疗效，倘若此时切按到了躁动不安的脉象，就要取用膀胱经和肾经之脉气所出部位的穴位来进行针刺，等到脉气调和了以后，针刺才能停止。人迎脉大于寸口脉三倍的，是病在足阳明胃经，治之当泻足阳明胃经，而胃与脾相表里，胃实则脾虚，故当同时补足太阴脾经，取两个用泻法的穴位，同时再取一个用补法的穴位来进行治疗，每天针刺两次，此外，在治疗的同时还必须按切人迎与寸口的脉象以测验病势的进退及疗效，倘若此时切按到了躁动不安的脉象，就要取用胃经和脾经之脉气所出部位的穴位来进行针刺，等到脉气调和了以后，针刺才能停止。

寸口脉大于人迎脉一倍的，是病在足厥阴肝经，治之当泻足厥阴肝经，而肝与胆相表里，肝实则胆虚，故当同时补足少阳胆经，取两个补法的穴位，同时再取一个泻法的穴位来进行治疗，每天针刺一次。此外，在治疗的同时还必须按切人迎与寸口的脉象以测验病势的进退及疗效。倘若此时切按到了躁动不安的脉象，就要取肝经与胆经之脉气所出部位的穴位来进行针刺，等到脉气调和了以后，针刺才能停止。寸口脉大于人迎脉两倍的，是病在足少阴肾经，治之当泻足少阴肾经，而肾与膀胱相表里，肾实则膀胱虚，故当同时补足太阳膀胱经。取两个补法的穴位，同时再取一个泻法的穴位来进行治疗，每两天针刺一次。此外，在治疗的同时还必须按切人迎与寸口的脉象以测验病势的进退及疗效，倘若此时切按到了躁动不安的脉象，就要取肾经和膀胱经之脉气所出部位的穴位来进行针刺，等到脉气调和了以后，针刺才能停止。寸口脉大于人迎脉三倍的，是病在足太阴脾经，治之当泻足太阴脾经，而脾与胃相表里，脾实则胃虚，故当同时补足阳明胃经，取两个补法的穴位，同时再取一个泻法的穴位来进行治疗，每天针刺两次。此外，在治疗的同时还必须按切人迎与寸口的脉象以测验病势的进退及疗效。倘若此时切按到了躁动不安的脉象，就要取脾经和胃经之脉气所出部位的穴位来进行针刺，等到脉气调和了以后，针刺才能停止。之所以每天能够进行两次针刺治疗，主要是因为足太阴脾经和足阳明胃经的脉气都来源于位居中焦而主水谷之消化与吸收的胃，其所受纳的水谷精微之气最为丰富，而其脉气也最为充实，因此在脾、胃二经上每天可以进行两次针刺治疗。

【原文】

人迎与脉口俱盛三倍以上，命曰阴阳俱溢，如是者不开，则血脉闭塞，气无所行，流淫于中，五脏内伤。如此者，因而灸之，则变易而为他病矣。

凡刺之道，气调而止。补阴泻阳，音气益彰，耳目聪明。反此者，血气不行。

所谓气至而有效者，泻则益虚。虚者，脉大如其故而不坚也。坚如其故者，适①虽言快，病未去也。补则益实。实者，脉大如其故而益坚也。夫如其故而不坚者，适虽言快，病未去也。故补则实，泻则虚。痛虽不随针，病必衰去。必先通十二经脉之所生病，而后可得传于终始矣。故阴阳不相移，虚实不相倾，取之其经。

【注释】

①适：在此作当时讲。

【译文】

人迎与寸口部位所出现的脉象都比平常的脉象大三倍以上的，是阴阳两气都偏盛至极而盈溢于脏腑的表现，叫作阴阳俱溢，出现这样的病症，就会内外不能开通，内外不能相通，就会使血脉闭塞，气机不通，真气无处可行而流溢于内，并内伤五脏。像这种情况，如果认为灸法可以开通内外，而妄用灸法进行治疗，就会使病机转化而形成其他的疾患。

大凡针刺的原则，都是以使阴阳之气调和为最终目的，通过治疗而已经使阴阳之气调和的，就要停止针刺。内为阴，外为阳，补其内在的正气，泻其外来的邪气，就能使五脏精气充实、功能健全，而出现声音洪亮、中气充足、耳聪目明等身体健康的表现。相反的，如果泻其在内的正气，补其在外的邪气，或是治疗太过，都会使血气不能正常运行。

治疗实证时，在针下产生了感应而说明针刺已经有了疗效的时候，此时如果再用泻法去泻其病气，就会使患者的病气更加削弱。此时的脉象仍和患病时的脉象一样大，却没有患病时的脉象那样坚实。倘若用了泻法之后而脉象仍显坚实，就和患病时的脉象一样，则即便患者说他感到已经恢复到了正常时的健康状态，其实他的病患也还未完全除去。治疗虚症时，在针下产生了感应而说明针刺已经有了疗效的时候，此时如果再用补法去补其正气，就会使患者的正气更加充实。此时的脉象仍和患病时的脉象一样大，却比患病时的脉象更加坚实。倘若用了补法之后而脉象不显坚实，仍和患病时的脉象一样，则即便患者说他已经感到轻快舒适，其实他的病患也还未完全除去。所以能准确地施用补法，就必定能使正气充实，能准确地施用泻法，就必定能使病邪衰退。这样，即使病痛在当时并没有随着针刺治疗的进行而立即消除，但其病情还是必定会减轻乃至痊愈的。要取得这样满意的效果，必须首先通晓有关十二经脉的理论及其发病时所出现的症状和病理机转，然后才能得到《终始》篇的精义，进而在临床上取得良好的疗效。阴经和阳经对应的关系是不会改变的，虚实对应的关系也是不会错乱的，由此，要调整各种病理变化，只要取患病脏腑所属经脉上的腧穴来进行治疗，就可以了。

【原文】

凡刺之属，三刺至谷气。邪僻妄合，阴阳易居。逆顺相反，沉浮异处。四时不得，稽留淫泆。须针而去。故一刺则阳邪出，再刺则阴邪出，三刺则谷气至，谷气至而止。所谓谷气至者，已补而实，已泻而虚，故以知谷气至也。邪气独去者，阴与阳未能调，而病知愈也。故曰补则实，泻则虚。痛虽不随针，病必衰去矣。

阴盛而阳虚，先补其阳，后泻其阴而和之。阴虚而阳盛，先补其阴，后泻其阳而和之。

三脉动于足大指之间，必审其实虚。虚而泻之，是谓重虚。重虚，病益甚。凡刺此者，以指按之。脉动而实且疾者则泻之，虚而徐者则补之。反此者，病益甚。其动也，阳明在上，厥阴在中，少阴在下。膺腧中膺，背腧中背。肩膊虚者，取之上。重舌，刺舌柱^①以铍针也。手屈而不伸者，其病在筋；伸而不屈者，其病在骨。在骨守骨，在筋守筋。

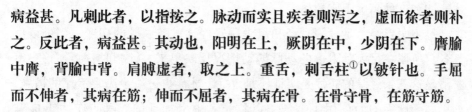

【注释】

①舌柱：即舌的根柱部分，此处有大筋（指静脉）。

【译文】

大凡使用针刺的治疗，都要采用"三刺法"，即由浅至深地分三个步骤进行针刺，并由此引导谷气来复而产生针感，才能取得良好的疗效。如果出现邪僻不正之气与体内之气血相合而为患，或是应该居于内的阴僭越于外，而应该居于外的阳反沉陷于内，以致内外阴阳错乱；或是上下运行的气血，应该逆行的反而顺行，应该顺行的反而逆行，以致气血运行失常；或是经络之气运行部位的深浅发生了改变，以致内外经气各失其位，相杂而行；或是脉气不能与四时时令相应而出现升降浮沉的变化；或是外邪稽留于人体而使邪气满溢于脏腑经脉等病变，都应该用针刺去治疗，使之痊愈。运用"三刺法"时：初刺是将针刺入皮肤的浅表部位，以使阳分的病邪外出；再刺是将针刺到较深的部位，以使阴分的病邪外出；三刺是将针刺到更深的部位，到了一定的深度，就会使谷气出而产生针感，有了得气的感觉就表明已经取得了疗效，此时就可以出针了。所谓"谷气至"的情形，就是指用了补法，就会出现正气充实的表现，用了泻法，就会出现病邪衰退的表现；通过这些表现，医者就可以知道谷气已经到来了。倘若经过针刺而能使病邪得以排除，则即便此时人体的阴阳血气还没能得到调和，我们也能知道病人将要痊愈了。所以，能准确地施用补法，就必定能使正气充实，能准确地施用泻法，就必定能使病邪衰退。这样，即使病痛在当时并没有随着针刺治疗的进行而立即消除，但其病情还是会减轻乃至痊愈的。

阴经邪气盛而阳经正气虚的，治疗时，应当首先补其阳经的正气，然后再泻其阴经的邪气，才能调和这种阴盛阳虚的病变；阴经正气虚而阳经邪气盛的，治疗时，应当首先补其阴经的正气，然后再泻其阳经的邪气，才能调和这种阴虚阳盛的病变。

足阳明胃经、足厥阴肝经和足少阴肾经这三条经脉的病变，都可以由其各自所属在足大趾附近的动脉搏动情况反映出来。针刺时，必须首先审察清楚这三条经脉的病症是实证还是虚症，才能再进一步决定治疗的措施。如果属于虚症的而误用了泻法，以致患者虚上加虚的，就叫作"重虚"。因误治而致"重虚"的，就会使病情更加严重。因此，凡是在针刺这三条经脉的病症时，都应该用手指去按切其所属的动脉，再由其脉象来决定治疗的方法。如果动脉的搏动坚实而迅疾，就应当立即用泻法去泻其实邪；如果动脉的搏动虚弱而徐缓，就应当用补法去补其不足。倘若误用了与此相反的针法，实证用补，虚症用泻，就只会使病情更趋严重。这三条经脉各自所属之动脉各有其不同的搏动部位，足阳明胃经的动脉在足跗之上（冲阳脉），足厥阴肝经的动脉在足跗之内（太冲脉），足少阴肾经的动脉在足跗之下（太溪脉）。阴经的循行经过膺部（胸之两侧），膺腧是分布在胸部两旁的腧穴，用之可以治疗症状出现于膺部的、属于阴经的病变。阳经的循行经过背部，背腧是分布在背部的腧穴，用之可以治疗症状出现于背部的、属于阳经的病变。当肩膊部出现酸胀麻木等属虚的症状时，可以取用循行经过肩膊部的上肢经脉所属之腧穴来进行治疗。治疗重舌病，应当取用剑形的铍针，针刺舌下的大筋，并排出恶血。手指弯屈而不能伸直的，它的病位在筋，是筋病；手指伸直而不能弯曲的，它的病位在骨，是骨病。病位在骨的，就应当治骨，而不可误治于筋；病位在筋的，就应当治筋，而不可误治于骨。

【原文】

泻一方实，深取之，稀按其痏^①，以极出其邪气；补一方虚，浅刺之，以养其脉，疾按其痏，无使邪气得入。邪气来也紧而疾，谷气来也徐而和。脉实者，深刺之，以泄其气；脉虚者，浅刺之，使精气无得出，以养其脉，独出其邪气。刺诸痛者，其脉皆实。

【注释】

①稀按其痏（wěi）：稀，在此是慢的意思。痏，在此代指针孔。稀按其痏，就是出针后，不要立即按闭针孔的意思。

【译文】

（针刺时，施用补法还是泻法，必须根据脉象的虚实来确定。）脉象坚实有力的，治疗时，就应当用深刺的方法去针刺，出针后也不要立即按闭针孔，以使邪气尽量外泄；脉象虚弱无力的，治疗时，就应当用浅刺的方法去针刺，以调养脉气，使之不过于损耗，出针后还应急速地按闭针孔，不使邪气再行侵入。邪气侵袭，来势正盛的时候，脉象的表现是坚紧而疾速的；谷气到来，正气渐盛的时候，脉象的表现是徐缓而平和的。所以脉象坚实的，是邪气正盛的表现，应当用深刺的针法，以疏泄邪气；脉象虚弱的，就是正气虚弱的表现，应当用浅刺的针法，以使精气不得外泄，脉气得以滋养，而仅将邪气排出。针刺治疗各种疼痛的病症，都应当采用泻法，因为它们的脉象表现都是坚实的。

【原文】

故曰：从腰以上者，手太阴阳明皆主之；从腰以下者，足太阴阳明皆主之。病在上者下取之，病在下者高取之，病在头者取之足，病在腰者取之腘。病生于头者头重，生于手者臂重，生于足者足重。治病者先刺其病所以生者也。

【译文】

所以说：根据循经近刺的取穴原则，腰部以上的各种病症，都在手太阴肺经和手阳明大肠经的主治范围之内；腰部以下的各种病症，都在足太阴脾经和足阳明胃经的主治范围之内。根据循经远刺的取穴原则：病患在身体上半部的，可以取用身体下半部的腧穴来进行治疗；病患在身体下半部的，可以取用身体上半部的腧穴来进行治疗；病患在头部的，可以取用足部的腧穴来进行治疗；病患在腰部的，可以取用腘窝部的腧穴来进行治疗。病患始生于头部的，其头必重；病患始生于手部的，其臂必重；病患始生于足部的，其足必重。在治疗这些疾病的时候，根据治病求本的治疗原则，都首先要针刺其病患最初发生的部位，以治其本。

【原文】

春，气在毛；夏，气在皮肤；秋，气在分肉；冬，气在筋骨。刺此病者各以其时为齐①。故刺肥人者，以秋冬之齐；刺瘦人者，以春夏之齐。

病痛者，阴也。痛而以手按之不得者，阴也，深刺之。痒者，阳也，浅刺之。病在上者，阳也；病在下者，阴也。

【注释】

①齐：同"剂"。在此指的是针刺的数目与深浅程度，相当于用药剂量的大小。

【译文】

邪气侵袭人体，往往因季节不同而有深浅的差别。春天阳气生发，病邪伤人，多在浅表的皮毛；夏天阳气充盛，病邪伤人，多在浅层的皮下；秋天阳气收敛，病邪伤人，多在肌与肉之间；冬天阳气闭藏，病邪伤人，多在深部的筋骨。所以，在治疗以上这些与四季时令相关的病症时，针刺的深浅，就应该根据季节的变化及发病部位的深浅不同而有所变化。但同时，针刺的深浅也要因人而异，即使在同一季节，如果病人的体质不同，那么针刺的深浅也会有所不同。例如：对于体肥肉厚的患者，不论在哪个季节，都应采用一般在秋冬时才使用的深刺法；而对于体瘦肉薄的患者，则不论在哪个季节，都要采用一般在春夏时才使用的浅刺法。

患疼痛病症的，多因寒邪凝滞不散所致，其病性属阴。在疼痛的部位用手去按压而没有压痛感的，是病邪隐藏在深处，其病性也属阴，对于这些阴症，治疗时都应该深刺。患者感到痒的，是病邪居于皮肤的浅表，其病性属阳，治疗时应当浅刺。阳主升，病患在身体上半部的，就属于阳证；阴主降，病患在身体下半部的，就属于阴证。

【原文】

病先起阴者，先治其阴而后治其阳；病先起阳者，先治其阳而后治其阴。刺热厥者，留针，反为寒；刺寒厥者，留针，反为热。刺热厥者，二阴一阳；刺寒厥者，二阳一阴。所谓二阴者，二刺阴也；一阳者，一刺阳也。久病者，邪气入深。刺此病者，深内而久留之，间日而复刺之。必先调其左右，去其血脉。刺道毕矣。

凡刺之法，必察其形气。形肉未脱，少气而脉又躁，躁疾者，必为缪刺之。散气可收，聚气可布。深居静处，占神往来；闭户塞牖，魂魄不散。专意一神，精气之分，毋闻人声，以收其精，必一其神，令志在针。浅而留之，微而浮之，以移其神，气至乃休。男内女外，坚拒勿出。谨守勿内，是谓得气。

凡刺之禁：新内勿刺，新刺勿内。已醉勿刺，已刺勿醉。新怒勿刺，已刺勿怒。新劳勿刺，已刺勿劳。已饱勿刺，已刺勿饱。已饥勿刺，已刺勿饥。已渴勿刺，已刺勿渴。大惊大怒，必定其气，乃刺之。乘车来者，卧而休之，如食顷乃刺之。出行来者，坐而休之，如行十里顷乃刺之。凡此十二禁者，其脉乱气散，逆其营卫，经气不次^①。因而刺之，则阳病入于阴，阴病出为阳，则邪气复生。粗工勿察，是谓伐身。形体淫泆，乃消脑髓，津液不化，脱其五味^②，是谓失气也。

【注释】

①经气不次：就是经气不按次序运行的意思。②脱其五味：五味，就是指水谷饮食。脱其五味，就是身体极度衰弱，以致难以运化水谷精微，不能化生精气的意思。

【译文】

疾病先起于阴经而后传于阳经的，治疗时，应当先治阴经，以治其本，然后再治阳经，以治其标；疾病先起于阳经而后传于阴经的，治疗时，应当先治阳经，然后再治阴经。针刺治疗热厥病时，倘若留针过久，反而会使病性由热转寒；针刺治疗寒厥病时，倘若留针过久，就反而会使病性由寒转热。针刺治疗热厥病时，为了能使阴气盛而阳邪退，就应当用补法针刺阴经二次，同时再用泻法针刺阳经一次；而针刺治疗寒厥病时，为了能使阳气盛而阴邪退，就应当用补法针刺阳经二次，同时再用泻法针刺阴经一次。所谓"二阴"的意思，就是指在阴经上针刺二次；"一阳"的意思，就是指在阳经上针刺一次。患病日久的，病邪必深入于内。针刺治疗这类宿疾，必须深刺，并长时间地留针，才能消除隐伏于深层的病邪，同时还需每隔一日就再刺一次，连续地针刺，直到病人痊愈才能停止。此外，由于经脉之气是左右互贯的，所以还要审察病邪在人体左右的偏盛情况，并在治疗时首先使其调和。而对于有瘀血存在的，还要在治疗时先使用泻血法，祛除其血脉中的郁结，只有这样，才能取得良好的疗效。熟悉了以上

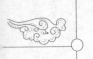

这些方法，针刺的道理也就大体上能够掌握了。

大凡针刺的法则，都要求医者必须诊察患者形体的强弱与元气的盛衰。倘若患者的形体肌肉并未脱陷，只是元气衰少而脉象躁动，那么对于这种气虚脉躁而厥逆的病症，必须采取左病刺右、右病刺左的缪刺法。由此才可以使耗散的精气收敛，聚积的邪气散去。在施用针法时，医者需要神定气静，就像深居于幽静的处所一样，以便能够体察到患者神气的活动情况；同时，医者还要精神内守，就像把门窗都关上而使内外隔绝一样，从而使医者的思想集中到一点而不分散，以便能够体察到患者精气的分合变化。在针刺时，医者不应去留意旁人的声音，以便能够收敛意念。意念收敛之后，就一定要使精神集中，并将注意力集中在针刺的操作上，此后才可以开始进行针刺的治疗。对于初次接受针刺治疗或是对针刺有畏惧心理的患者，要用浅刺并留针的方法来进行治疗。倘若患者仍有不适的感觉，就要更加轻微地捻针，并将针尖提至皮下，以转移患者的注意力，缓解其紧张情绪。此后，医者就要耐心行针，直到针下有了得气的感觉才能停止针刺。在针刺时，男子浅刺候气于外，女子深刺候气于内，坚拒正气不让其逃散。倘若能这样谨守禁忌，就能使真气易于康复，也就是所谓的"得气"。

凡使用针刺进行治疗，都要遵守以下禁忌：行房后不久的，不可以针刺；而针刺后不久的，亦不可以行房。已经醉酒的，不可以针刺；而已经针刺完的，亦不可以醉酒。刚发完怒的，不可以针刺；而已经针刺完的，亦不可以发怒。刚劳累过的，不可以针刺；而已经针刺完的，亦不可以劳累。已经吃饱饭的，不可以针刺；而已经针刺完的，亦不可以吃得过饱。已经感到饥饿的，不可以针刺；而已经针刺完的，亦不可以受饥挨饿。已经感到口渴的，不可以针刺；而已经针刺完的，亦不可以喝水。对于过度惊慌和恐惧的患者，必须在使他的精神气血安定之后，才可以开始针刺。坐车来就诊的病人，要让他卧在床上休息大约吃一顿饭的时间之后，才可以开始针刺；从远处步行来就诊的病人，要让他坐着休息大约走十里路的时间之后，才可以开始针刺。凡是属于上述这十二种针刺禁忌范围内的病人，他们的脉气都是紊乱的，正气都是外散的，营卫运行也都是失常的，而其经脉气血也不能循经依次正常周流全身。此时，如果不加诊察就草率地依据病症而妄行针刺，就会使本属浅表的病症深入于内脏，或是使本属内脏的病症由里出表而产生浅表的病症，如此，就会使邪气复盛，正气益衰。医技粗浅的医生，没有诊察这些禁忌，就妄用针刺，实际上就等于在摧残病人的身体，这种情况就叫作"伐身"。其结果就只能是使病人的正气受到损耗，体力变得衰弱，脑髓被消损，津液不能化生，甚至于不能运化饮食五味之精微以生精气，而终使真气消亡，这就是所谓的"失气"。

【原文】

太阳之脉，其终也，戴眼①、反折②、瘛疭③，其色白，绝皮乃绝汗④，绝汗，则终矣。少阳终者，耳聋，百节尽纵，目系绝⑤，目系绝，一日半则死矣。其死也，色青白，乃死。阳明终者，口目动作，喜惊，妄言，色黄，其上下之经盛而不行，则终矣。少阴终者，面黑，齿长而垢，腹胀闭塞，上下不通，而终矣。厥阴终者，中热嗌干，喜溺心烦，甚则舌卷，卵上缩，而终矣。太阴终者，腹胀闭，不得息，气噫，善呕，呕则逆，逆则面赤，不逆则上下不通，上下不通，则面黑皮毛燋，而终矣。

【注释】

①戴眼：就是指两目上视，不能转动的现象。②反折：即指角弓反张。③瘛疭：就是指手足牵引拘急、抽搐不已的现象。④绝汗：是指汗出如珠，着身即干的出汗方式。这是病人在将死时所出的汗，故称绝汗。⑤目系绝：目系，就是眼球联系于脑的脉络。目系绝，就是眼球与脑部相通之脉气已经断绝。

【译文】

手足太阳经之脉气将绝之时，病人会出现两目上视不能转动，角弓反张，手足抽搐，面色苍白，皮肤不显血色，以及出绝汗等症状，绝汗一出，就表明病人将要死亡了。手足少阳经之脉气将绝之时，病人会出现耳聋，周身骨节松弛无力，以及眼球联系于脑的脉气断绝而使眼珠不能转动等症状，出现了这种眼珠不能转动的病象，就表明病人还有一天半的时间就会死亡。在病人临死的时候，倘若其面色由青而转白，那就表明其马上就要死亡了。手足阳明经之脉气将绝之时，病人会出现口眼抽动并牵引歪斜，容易惊恐，胡言乱语，以及面色发黄等症状。手阳明经所属之动脉在上，足阳明经所属之动脉在下，当这上下两处之动脉出现躁动而盛的脉象时，就表明其胃气已绝而脉气不行，此时病人就会死亡。手足少阴经之脉气将绝之时，病人会出现面色发黑，牙龈短缩而使牙齿露出的部分变长并积满污垢，腹部胀满，以及气机闭塞，上下不能相通等症状而死亡。手足厥阴经之脉气将绝之时，病人会出现胸中发热，咽喉干燥，小便频数，以及心中烦躁等症状，再严重的就会出现舌卷、睾丸上缩等症状而死亡。手足太阴经之脉气将绝之时，病人会出现腹部胀满闭塞以致呼吸不利，以及时常嗳气、呕吐等症状，呕吐就会使气上逆，气上逆就会有面色红赤的表现，倘若气不上逆，就表明上下不能交通，上下不能交通就会使病人面色发黑，皮毛枯焦而死。

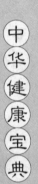

经　脉

【原文】

雷公问于黄帝曰：《禁服》①之言，凡刺之理，经脉为始。营其所行，制其度量。内次五脏，外别六腑。愿尽闻其道。

黄帝曰：人始生，先成精，精成而脑髓生；骨为干，脉为营，筋为刚，肉为墙；皮肤坚而毛发长。谷入于胃，脉道以通，血气乃行。

雷公曰：愿卒闻经脉之始生。

黄帝曰：经脉者，所以能决死生，处百病，调虚实，不可不通。

肺手太阴之脉，起于中焦，下络大肠，还循胃口，上膈属肺。从肺系横出腋下，下循臑内，行少阴心主之前，下肘中，循臂内，上骨下廉，入寸口，上鱼，循鱼际，出大指之端；其支者，从腕后直出次指内廉，出其端。

是动则病肺胀满，膨膨而喘咳，缺盆中痛，甚则交两手而瞀，此为臂厥。是主肺所生病者，咳，上气喘渴，烦心胸满，臑臂内前廉痛厥，掌中热。气盛有余，则肩背痛，风寒，汗出中风，小便数而欠。气虚，则肩背痛寒，少气不足以息，溺色变。为此诸病，盛则泻之，虚则补之，热则疾之，寒则留之，陷下则灸之，不盛不虚，以经取之。盛者寸口大三倍于人迎，虚者则寸口反小于人迎也。

大肠手阳明之脉，起于大指次指之端，循指上廉，出合谷两骨之间，上入两筋之中，循臂上廉，入肘外廉，上臑外前廉，上肩，出髃骨之前廉，上出于柱骨之会上，下入缺盆络肺，下膈属大肠；其支者，从缺盆上颈贯颊，入下齿中，还出挟口，交人中，左之右，右之左，上挟鼻孔。

是动则病齿痛颈肿。是主津液所生病者，目黄，口干，鼽衄，喉痹，肩前臑痛，大指次指痛不用。气有余，则当脉所过者热肿；虚，则寒栗不复。为此诸病，盛则泻之，虚则补之，热则疾之，寒则留之，陷下则灸之，不盛不虚，以经取之。盛者人迎大三倍于寸口，虚者人迎反小于寸口也。

【注释】

①《禁服》：指《灵枢》的《禁服》篇，"凡刺之理"等六句皆载于此篇。因该篇记载了黄帝授书于雷公时所说的话"慎之慎之，吾为子言之。凡刺之理"，故雷公在这里以此发问。

【译文】

雷公问黄帝道：《禁服》篇上说，针刺治病的原理，首先应当懂得经脉系统，因为它是全身气血运行的通道，它循行的路线和长短都有一定的标准，在内依次与五脏相连，在外分别与六腑相通。希望听你详尽地讲讲其中的道理。

黄帝说：人在开始孕育的时候，首先是源自父母的阴阳之气汇合而形成精，精形成之后再生成脑髓，此后人体才会逐渐成形；以骨骼作为支柱，以脉道作为营藏气血的处所，以筋的刚劲来约束和坚固骨骼，以肌肉作为保护内在脏腑和筋骨血脉的墙壁；等到皮肤坚韧之后，毛发就会生长出来，如此，人的形体就长成了。人出生以后，五谷入胃，化生精微而营养全身，就会使全身的脉道得以贯通，从此，血气才能在脉道中运行不息，濡养全身，而使生命维持不息。

雷公说：我希望能够全面地了解经脉的起始所在及其在周身循行分布的情况。

黄帝说：经脉不但能够运行气血，濡养周身，而且还可以决断死生，诊断百病，调和虚实，所以不能不通晓有关它的知识。

肺的经脉手太阴经，起始于中焦胃脘部，向下行，联络于与本经相表里的脏腑——大肠腑，然后自大肠返回，循行环绕胃的上口，向上穿过横膈膜，联属于本经所属的脏腑——肺脏。再从气管横走并由腋窝部出于体表，沿着上臂的内侧，在手少阴心经与手厥阴心包络经的前面下行，至肘部内侧，再沿着前臂的内侧、桡骨的下缘，入于桡骨小头内侧、动脉搏动处的寸口部位，上至手大指本节后手掌肌肉隆起处的鱼部，再沿鱼部的边缘到达手大拇指的指端；另有一条支脉，从手腕后方分出，直出食指尖端内侧，与手阳明大肠经相衔接。

手太阴肺经之经气发生异常的变动，就会出现肺部胀满、气喘、咳嗽、缺盆部疼痛等症状，在咳嗽剧烈的时候，病人常常会交叉双臂按住胸前，并感到眼花目眩、视物不清，这就是臂厥病。是由肺经之经气逆乱所导致的一种病症。手太阴肺经上的腧穴主治肺脏所发生的疾病，其症状是咳嗽气逆，喘促，口渴，心中烦乱，胸闷，上臂内侧前缘的部位疼痛、厥冷，手掌心发热。本经经气有余时，就会出现肩背部遇风寒而作痛，自汗出而易感风邪，以及小便次数增多而尿量减少等症状。本经经气不足时，就会出现肩背部遇寒而痛，呼吸气少不能接续，小便颜色改变等症状。治疗上面这些病症时，属于经气亢盛的就要用泻法，属于经气不足的就要用补法，属于热的就要用速针法，属于寒的就要用留针法，属于阳气内衰以致脉道虚陷不起的就要用灸法，既不属于经气亢盛也不属于经气虚弱，而仅仅只是经气运行失调的，就要用本经所属的腧穴来调治。属于本经经气亢盛的，其寸口脉的脉象要比人迎脉的脉象大三倍，而属于本经经气虚弱的，其寸口脉的脉象反而会比人迎脉的脉象小。

手阳明大肠经，起始于食指的指端，沿着食指内侧的上缘，通过拇指、食指歧骨之间的合谷穴，向上行至拇指后方、腕部外侧前缘两筋之中的凹陷处，再沿前臂外侧的上缘，进入肘外侧，然后沿上臂的外侧前缘，上行至肩，出于肩峰的前缘，再向后上走到脊柱骨之上而与诸阳经汇合于大椎穴，然后再折向前下方，进入缺盆，并下行而联络于与本经相表里的脏腑——肺脏，再向下贯穿隔膜，而联属于本经所属的脏腑——大肠腑；另有一条支脉，从缺盆处向上走至颈部，并贯通颊部，而进入下齿龈中，其后再从口内返出而挟行于口唇旁，左右两脉在人中穴处交汇，相交之后，左脉走到右边，右脉走到左边，再往上挟行于鼻孔两侧，而在鼻翼旁的迎香穴处与足阳明胃经衔接。

手阳明大肠经之经气发生异常的变动，就会出现牙齿疼痛、颈部肿大等症状。手阳明大肠经上的腧穴主治津液不足的疾病，其症状是眼睛发黄，口中干燥，鼻塞或出鼻血，喉头肿痛以致气闭、肩前与上臂疼痛、食指疼痛而不能活动。本经经气有余时，就会出现经脉所过之处发热而肿的病象；本经经气不足时，就会出现发冷颤抖、不易恢复温暖等病象。治疗上面这些病症时，属于经气亢盛的就要用泻法，属于经气不足的就要用补法，属于热的就要用速针法，属于寒的就要用留针法，属于阳气内衰以致脉道虚陷不起的就要用灸法，既不属于经气亢盛也不属于经气虚弱，而仅仅只是经气运行失调的，就要用本经所属的腧穴来调治。属于本经经气亢盛的，其人迎脉的脉象要比寸口脉的脉象大三倍，而属于本经经气虚弱的，其人迎脉的脉象反而会比寸口脉的脉象小。

【原文】

胃足阳明之脉，起于鼻之交頞中①，旁纳太阳之脉②，下循鼻外，入上齿中，还出挟口，环③唇，下交承浆，却循颐④后下廉，出大迎，循颊车，上耳前，过客主人，循发际，至额颅⑤；其支者，从大迎前下人迎，循喉咙，入缺盆，下膈，属胃，络脾；其直者，从缺盆下乳内廉，下挟脐，入气街⑥中；其支者，起于胃口，下循腹里，下至气街中而合，以下髀关⑦，抵伏兔⑧，下膝膑中，下循胫外廉，下足跗，入中指内间；其支者，下廉三寸而别，下入中指外间；其支者，别跗上，入大指间，出其端。

是动则病洒洒振寒⑨，善伸，数欠，颜黑，病至则恶人与火，闻木声则惕然而惊，心欲动，独闭户塞牖而处，甚则欲上高而歌，弃衣而走，贲响腹胀，是为骭厥⑩。

是主血所生病者⑪，狂疟，温淫汗出，鼽衄，口㖞⑫，唇胗⑬，颈肿，喉痹，大腹水肿，膝膑肿痛，循膺、乳、气街、股、伏兔、骭外廉、足跗上皆痛，中指不用。气盛，则身以前皆热，其有余于胃，则消谷善饥，溺色黄。气不足，则身以前皆寒栗，胃中寒则胀满。为此诸病，盛则泻之，虚则补之，热则疾之，寒则留之，陷下则灸之，不盛不虚，以经取之。盛者，人迎大三倍于寸口；虚者，人迎反小于寸口也。

【注释】

①頞中：頞，即鼻梁。頞中，指鼻梁上端（鼻根部位）的凹陷处。②旁纳太阳之脉：纳，《甲乙经》《千金方》《铜人经》《十四经发挥》、马莳本、张介宾本均作"约"，也就是缠束的意思。《铜人经》中为"足太阳起目眦（睛明穴）而阳明旁行约之"，其意思就是说足阳明胃经的经脉缠束旁侧之足太阳膀胱经的经脉。③环：环绕于四周的叫作"环"。下文中不进反退的叫作"却"；通过它经穴位所在部位的叫作"过"；一直向前走而不转向的叫作"直"；两脉相并的叫作"合"；到达某处的叫作"抵"；另行而发出分支的叫作"别"。下同。④颐：即口角后方、腮部之下的部位。⑤额颅：就是指前额处、发下眉上之间的部位。⑥气街：穴位名，其部位在少腹下方之毛际的两旁，也叫作气冲。⑦髀关：穴位名，其部位在大腿前方上端的皮肤交纹处。⑧伏兔：穴位名，其部位在大腿前方的肌肉隆起处，因其形如趴伏的兔子，故名。⑨洒洒振寒：指患者有阵阵发冷的感觉，就好像凉水洒在身上一样。⑩骭（gàn）厥：骭，是胫骨在古时候的名称。骭厥，就是指足阳明之气自胫部而上逆的病症。古人认为贲响（肠中气体走动而发生鸣响）、腹胀都是因足胫部之气上逆所致，故称之为骭厥。⑪是主血所生病者：胃腑受纳水谷而使营血得以化生，是为营血之根，如果胃腑有病，则营血不生。足阳明经受纳胃腑之气，成为多气多血之经，而可调节营血之变，所以足阳明胃经上的腧穴可以主治有关血的各种病症。⑫口㖞（wāi）：㖞，歪。口㖞，就是指口角歪斜。⑬唇胗：就是指口唇生出疮疡。

【译文】

胃的经脉足阳明经，起于鼻孔两旁（迎香穴），由此上行，左右相交于鼻根部，并缠束旁侧的足太阳膀胱经的经脉，到达内眼角（睛明穴）之后再向下行，沿鼻的外侧，入于上齿龈内，继而返出来挟行于口旁，并环绕口唇，再向下交汇于口唇下方的承浆穴处，此后再沿腮部后方的下缘退行而出于大迎穴，又沿着下颌角部位的颊车，上行至耳的前方，通过足少阳胆经所属的客主人穴，沿着发际，上行至额颅部；它有一条支脉，从大迎穴的前方，向下走行至颈部的人迎穴处，再沿喉咙进入缺盆，向下贯穿横膈膜，而联属于本经所属的脏腑——胃腑，并联络于与本经相表里的脏腑——脾脏；其直行的经脉，从缺盆处下行至乳房的内侧，再向下挟行于

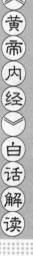

脐的两侧，最后进入阴毛毛际两旁的气街部位（气冲穴）；另有一条支脉，起始于胃的下口处（即幽门，大约相当于下脘穴所在的部位），再沿着腹部的内侧下行，到达气街的部位，而与前面所讲的那条直行的经脉汇合，再由此下行，沿着大腿外侧的前缘到达髀关穴处，而后直达伏兔穴，再下行至膝盖，并沿小腿胫部外侧的前缘，下行至足背部，最后进入足次趾的外侧间（即足中趾的内侧部）；还有一条支脉，在膝下三寸的地方分出，下行到足中趾的外侧间；又有一条支脉，从足背面（冲阳穴）别行而出，向外斜走至足厥阴肝经的外侧，进入足大趾，并直行到大趾的末端，而与足太阴脾经衔接。

足阳明胃经之经气发生异常变动时，就会出现全身一阵阵发冷战栗，就像被冷水淋洒过一样，以及频频呻吟，时作呵欠，额部暗黑等症状，发病时怕见人和火光，听到木器撞击所发出的声音，就会神慌惊恐，心中跳动不安，因此病人喜欢关闭门窗而独处室内，在病情严重时，就会出现病人想要爬到高处去唱歌、脱了衣服乱跑，以及腹胀肠鸣等症状，这时的病症就被称作骭厥病。足阳明胃经上的腧穴主治与血相关的疾病，如高热神昏的疟疾，温热之邪淫胜所致的大汗出，鼻塞或鼻出血，嘴角歪斜，口唇生疮，颈部肿大，喉部闭塞，腹部因水停而肿胀，膝膑部肿痛，足阳明胃经沿着胸膺、乳部、气街、大腿前缘、伏兔、胫部外缘、足背等处循行的部位都发生疼痛，足中趾不能自如活动等。

本经经气有余时，就会出现胸腹部发热，若气盛而充于胃腑，使胃腑之气有余，就会出现胃热所导致的谷食易消而时常饥饿，以及小便颜色发黄等症状。本经经气不足时，就会出现胸腹部发冷而战栗，若胃中阳虚有寒，以致运化无力，水谷停滞中焦，就会出现胀满的病象。治疗上面这些病症时，属于经气亢盛的就要用泻法，属于经气不足的就要用补法，属于热的就要用速针法，属于寒的就要用留针法，属于阳气内衰以致脉道虚陷不起的就要用灸法，既不属于经气亢盛也不属于经气虚弱，而仅仅只是经气运行失调的，就要用本经所属的腧穴来调治。属于本经经气亢盛的，其人迎脉的脉象要比寸口脉的脉象大三倍；而属于本经经气虚弱的，其人迎脉的脉象反而会比寸口脉的脉象小。

　　脾足太阴之脉，起于大指之端，循指内侧白肉际^①，过核骨^②后，上内踝前廉，上踹^③内，循胫骨后，交出厥阴之前，上膝股内前廉，入腹属脾络胃，上膈，挟咽，连舌本，散舌下；其支者，复从胃，别上膈，注心中。

　　是动则病舌本强，食则呕，胃脘痛，腹胀善噫，得后与气^④，则快然如衰，身体皆重。是主脾所生病者，舌本痛，体不能动摇，食不下，烦心，心下急痛，溏^⑤、瘕泄^⑥、水闭，黄疸，不能卧，强立，股膝内肿、厥，足大指不用。为此诸病，盛则泻之，虚则补之，热则疾之，寒则留之，陷下则灸之，不盛不虚，以经取之。盛者，寸口大三倍于人迎；虚者，寸口反小于人迎也。

【注释】

　　①白肉际：手足之掌（或跖）与指（或趾）都有赤白肉际，掌（或跖）与指（或趾）的阴面为白肉，阳面（即生有毫毛的那一面）为赤肉，二者相交界的地方即为赤白肉际。②核骨：指第一趾跖关节在足内侧所形成的圆形隆起，其状如圆骨，故名。③踹：在此为"腨"之误，指小腿的腓肠肌部，俗称小腿肚。④得后与气：后，指大便；气，指矢气。得后与气，指排出了大便或矢气。⑤溏：泄溏，指大便稀薄。⑥瘕泄：指痢疾。

【译文】

　　脾的经脉足太阴经，起始于足大趾的末端，沿着足大趾内侧的白肉处，通过足大趾本节后方的核骨，上行到达内踝的前缘，再上行至小腿的内侧，然后沿胫骨的后缘，与足厥阴肝经相交汇并穿行至其前方，此后再上行经过膝部、大腿之内侧的前缘，进入腹内，而联属于本经所属的脏腑——脾脏，并联络于与本经相表里的脏腑——胃腑，然后再向上穿过横膈膜，挟行于咽喉两侧，连于舌根，并散布于舌下；它的支脉，在胃腑处分出，上行穿过横膈膜，注入心中，而与手少阴心经相衔接。

　　足太阴脾经之经气发生异常的变动，就会出现舌根强直，食则呕吐，胃脘疼痛，腹部胀满，时时嗳气等症状，在排出大便或矢气后，就会感到脘腹轻快，就好像病已祛除了一样。此外，还会出现全身上下均感沉重等

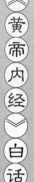

黄帝内经白话解读

病象。足太阴脾经上的腧穴主治脾脏所发生的疾病，如舌根疼痛，身体不能活动，食物不能下咽，心中烦躁，心下牵引作痛，大便溏薄，痢疾，水闭于内以致小便不通，面目皮肤发黄至黄疸，不能安静睡卧等，勉强站立时，就会出现股膝内侧经脉所过之处肿胀而厥冷的病象，此外，还有足大趾不能活动等症状。治疗上面这些病症时，属于经气亢盛的就要用泻法，属于经气不足的就要用补法，属于热的就要用速针法，属于寒的就要用留针法，属于阳气内衰以致脉道虚陷不起的就要用灸法，既不属于经气亢盛也不属于经气虚弱，而仅仅只是经气运行失调的，就要用本经所属的腧穴来调治。属于本经经气亢盛的，其寸口脉的脉象要比人迎脉的脉象大三倍；而属于本经经气虚弱的，其寸口脉的脉象反而会比人迎脉的脉象小。

【原文】

心手少阴之脉，起于心中，出属心系①，下膈络小肠；其支者，从心系上挟咽，系目系；其直者，复从心系却上肺，下出腋下，下循臑内后廉，行手太阴心主之后，下肘内，循臂内后廉，抵掌后锐骨②之端，入掌内后廉，循小指之内出其端。

是动则病嗌干③心痛，渴而欲饮，是为臂厥④。是主心所生病者，目黄胁痛，臑臂内后廉痛厥，掌中热痛。为此诸病，盛则泻之，虚则补之，热则疾之，寒则留之，陷下则灸之，不盛不虚，以经取之。盛者，寸口大再倍于人迎；虚者，寸口反小于人迎也。

【注释】

①心系：指心脏与其他脏腑相联系的脉络。②锐骨：指掌后尺侧部隆起的骨头。③嗌（yì）干：嗌，指食道的上口。嗌干，指食道上口之咽喉部有干燥的感觉。④臂厥：就是指因手臂的经脉之气厥逆上行而导致的病症。

【译文】

心的经脉手少阴经，起始于心中，从心出来以后就联属于心的脉络，然后向下贯穿横膈膜，而联络于与本经相表里的脏腑——小肠腑；它的支脉，从心的脉络向上走行，并挟行于咽喉的两旁，此后再向上行而与眼球连接于脑的脉络相联系；它直行的经脉，从心的脉络上行至肺部，然后再向下走行而横出于腋窝下，此后再向下沿着上臂内侧的后缘走行，且循行于手太阴肺经和手厥阴心包络经的后方，一直下行而至肘内，再沿着前臂内侧的后缘循行，直达掌后小指侧高骨的尖端，并进入手掌内侧的后缘，再沿着小指内侧到达小指的前端，而与手太阳小肠经相衔接。

手少阴心经之经气发生异常的变动，就会出现咽喉干燥、心痛，口渴而想要喝水等症状，这样的病症就叫作臂厥症。手少阴心经上的腧穴主治心脏所发生的疾病，其症状是眼睛发黄，胁肋疼痛，上臂及下臂的内侧后缘处疼痛、厥冷，掌心处发热、灼痛。治疗上面这些病症时，属于经气亢盛的就要用泻法，属于经气不足的就要用补法，属于热的就要用速针法，属于寒的就要用留针法，属于阳气内衰以致脉道虚陷不起的就要用灸法，既不属于经气亢盛也不属于经气虚弱，而仅仅只是经气运行失调的，就要用本经所属的腧穴来调治。属于本经经气亢盛的，其寸口脉的脉象要比人迎脉的脉象大两倍；而属于本经经气虚弱的，其寸口脉的脉象反而会比人迎脉的脉象小。

【原文】

小肠手太阳之脉，起于小指之端，循手外侧上腕，出踝①中，直上循臂骨下廉，出肘内侧两筋之间，上循臑外后廉，出肩解②，绕肩胛，交肩上，入缺盆络心，循咽下膈，抵胃属小肠；其支者，从缺盆循颈上颊，至目锐眦，却入耳中；其支者，别颊上䪼③抵鼻，至目内眦，斜络于颧。

是动则病嗌痛颔④肿，不可以顾，肩似拔，臑似折。是主液所生病者⑤，耳聋、目黄、颊肿，颈、颔、肩、臑、肘、臂外后廉痛。为此诸病，盛则泻之，虚则补之，热则疾之，寒则留之，陷下则灸之，不盛不虚，以经取之。盛者，人迎大再倍于寸口；虚者，人迎反小于寸口也。

【注释】

①踝：指手腕后方尺侧部隆起的骨头。②肩解：指肩关节后面的骨缝。③䪼（zhuō）：指眼眶下的部位，其中还包括颧骨内所连及的上牙床的部位。④颔（hàn）：指下颌骨正中下方的空软部位，即平常所说的下巴颏。⑤是主液所生病者：小肠为受盛之官，承接胃所腐熟的水谷，并泌别清浊，使其精华营养全身，其糟粕归于大肠，其水液归于膀胱。小肠有病，则水谷不分，

清浊难别。是故小肠可以调节水液的产生，而其所络属的经脉——小肠经也就可以调治水液方面所发生的病症。

【译文】

　　小肠的经脉手太阳经，起始于手小指外侧的末端，沿着手的后缘循行而向上到达腕部，并出于腕后小指侧的高骨，由此再沿着前臂尺骨的下缘直行而上，出于肘后内侧两筋的中间，再向上沿着上臂外侧的后缘，出于肩后的骨缝处，绕行肩胛部，再前行而相交于肩上，继而进入缺盆，深入体内而联络于与本经相表里的脏腑——心脏，此后再沿着食管下行并贯穿横膈膜，到达胃部，最后再向下行而联属于本经所属的脏腑——小肠腑；它的一条支脉，从缺盆部分出，沿着颈部向上走行而到达颊部，再从颊部行至外眼角，最后从外眼角斜下而进入耳内；它的另一条支脉，从颊部别行而出，走向眼眶下方，并从眼眶下方到达鼻部，然后再抵达内眼角，最后再从内眼角向外斜行并络于颧骨，而与足太阳膀胱经相衔接。

　　手太阳小肠经之经气发生异常的变动，就会出现咽喉疼痛，颌部发肿，颈项难以转动而不能回顾，肩部就像被人拉拔一样紧张疼痛，上臂部就像已被折断一样剧痛难忍等症状。手阳明大肠经上的腧穴主治液（体）所发生的疾病，其症状是耳聋，眼睛发黄，面颊肿胀，以及颈部、颌部、肩部、上臂、肘部、前臂等部位的外侧后缘处疼痛。治疗上面这些病症时，属于经气亢盛的就要用泻法，属于经气不足的就要用补法，属于热的就要用速针法，属于寒的就要用留针法，属于阳气内衰以致脉道虚陷不起的就要用灸法，既不属于经气亢盛也不属于经气虚弱，而仅仅只是经气运行失调的，就要用本经所属的腧穴来调治。属于本经经气亢盛的，其人迎脉的脉象要比寸口脉的脉象大两倍；而属于本经经气虚的，其人迎脉的脉象反而会比寸口脉的脉象小。

【原文】

　　膀胱足太阳之脉，起于目内眦，上额交巅①；其支者，从巅至耳上角②；其直者，从巅入络脑，还出别下项，循肩髆③内，挟脊抵腰中，入循膂④，络肾属膀胱；其支者，从腰中下挟脊贯臀，入腘中；其支者，从髆内左右，别下，贯胛，挟脊内，过髀枢⑤，循髀外，从后廉下合腘

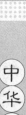

中，以下贯踹内，出外踝之后，循京骨⑥，至小指外侧。

是动则病冲头痛，目似脱，项似拔，脊痛，腰似折，髀不可以曲，腘如结，踹如裂，是为踝厥⑦。是主筋所生病者⑧，痔、疟、狂、癫疾，头囟⑨项痛，目黄、泪出、鼽衄，项、背、腰、尻⑩、腘、踹、脚皆痛，小指不用。为此诸病，盛则泻之，虚则补之，热则疾之，寒则留之，陷下则灸之，不盛不虚，以经取之。盛者，人迎大再倍于寸口；虚者，人迎反小于寸口也。

【注释】

①巅：是指头顶正中的最高处，也就是百会穴所在的位置。②耳上角：是指耳尖上方所对之头皮的部位。③肩髆（bó）：指肩胛骨。④膂（lǚ）：挟行于脊柱两旁的浅层肌肉。⑤髀枢：指髋关节，又称大转子，为环跳穴所在的部位。⑥京骨：指足小趾本节后向外侧突出的半圆骨，即京骨穴所在的部位。⑦踝厥：指结等症状而言，这些症状都是由本经经气自外踝部向上逆行而导致的，故名踝厥。⑧是主筋所生病者：《素问·生气通天论》中说"阳气者，精则养神，柔则养筋"，即说明阳气可以濡养经筋。太阳经为阳气最充足的经脉，其阳气不足则经筋无以养，所以足太阳膀胱经可以主治筋所发生的病症。⑨囟（xìn）：指顶门。婴儿头顶骨缝未合之处称为囟（xìn）门。⑩尻：即指骶骨的末端。自腰以下至骶尾骨（第十七至二十一节）通称为尻。

【译文】

膀胱的经脉足太阳经，起始于内眼角，向上经过额部而交汇于头部的最高处——巅顶；它的一条支脉，从巅顶走行至耳的上角；它直行的经脉，从顶巅向内深入而络于脑髓，然后返还出来，再下行到达颈项的后部，此后就沿着肩胛的内侧，挟行于脊柱的两旁，抵达腰部，再沿着脊柱旁的肌肉深入腹内，而联络于与本经相表里的脏腑——肾脏，并联属于本经所属的脏腑——膀胱腑；另有一条支脉，从腰部分出，挟着脊柱的两侧下行并贯穿臀部，而直入于膝部的腘窝中；还有一条支脉，从左右的肩胛骨处分出，向下贯穿肩胛骨，再挟着脊柱的两侧，在体内下行，通过髀枢部，然后再沿着大腿外侧的后缘向下走行，而与先前进入腘窝的那条支脉在腘窝中相汇合，由此再向下走行，通过小腿肚的内部，出于外踝骨的后方，再沿着足小趾本节后的圆骨，到达足小趾外侧的末端，而与足少阴肾经相衔接。

足太阳膀胱经之经气发生异常的变动，就会出现伴有气上冲之感觉的头痛，眼睛疼痛得好像要从眼眶中脱出似的，颈项就好像在被牵拔一样紧张疼痛，脊柱和腰部好像已被折断一样疼痛难忍，髋关节不能屈曲，膝腘部好像已被捆绑住一样紧涩结滞，不能运动自如，小腿肚疼痛得好像要裂开一样，以上这些病症就叫作踝厥病。足太阳膀胱经上的腧穴主治筋所发生的疾病，如痔疮、疟疾、狂病、癫病，头、顶门与颈部疼痛，眼睛发黄，流泪，鼻塞或鼻出血，项、背、腰、尻、腘、小腿肚、脚等部位都发生疼痛，足小趾不能活动。治疗上面这些病症时，属于经气亢盛的就要用泻法，属于经气不足的就要用补法，属于热的就要用速针法，属于寒的就要用留针法，属于阳气内衰以致脉道虚陷不起的就要用灸法，既不属于经气亢盛也不属于经气虚弱，而仅仅只是经气运行失调的，就要用本经所属的腧穴来调治。属于本经经气亢盛的，其人迎脉的脉象要比寸口脉的脉象大两倍；而属于本经经气虚弱的，其人迎脉的脉象反而会比寸口脉的脉象小。

【原文】

肾足少阴之脉，起于小指之下，邪走足心[1]，出于然谷之下，循内踝之后，别入跟中，以上踹内，出腘内廉，上股内后廉，贯脊，属肾，络膀胱；其直者，从肾上贯肝膈，入肺中，循喉咙，挟舌本；其支者，从肺出络心，注胸中。

是动则病饥不欲食，面如漆柴[2]，咳唾则有血，喝喝[3]而喘，坐而欲起，目肮肮[4]，如无所见，心如悬，若饥状；气不足则善恐，心惕惕，如人将捕之，是为骨厥。

是主肾所生病者，口热舌干，咽肿上气，嗌干及痛，烦心，心痛，黄疸，肠澼[5]，脊股内后廉痛，痿厥嗜卧，足下热而痛。为此诸病，盛则泻之，虚则补之，热则疾之，寒则留之，陷下则灸之，不盛不虚，以经取之。灸则强食生肉，缓带披发[6]，大杖重履[7]而步。盛者，寸口大再倍于人迎；虚者，寸口反小于人迎者。

【注释】

①邪走足心：邪，其读音、意义均与"斜"字相同。邪走足心，就是指肾经的经脉从膀胱经经脉的终点出发后，斜行走向足心部的涌泉穴。②漆柴：漆，就是指黑色。漆柴，就是形容患者的面色黯黑无泽，就好像烧焦了的黑色木炭一样。③喝喝：形容喘息之声。④䀎（huāng）䀎：形容视物不清的样子。⑤肠澼：指病邪积于肠中，即今天所说的痢疾。⑥缓带披发：缓带，就是放松衣带。披发，就是披散头发。其目的是使身体不受束缚，气血得以畅行无阻。⑦大杖重（chóng）履：大杖，就是粗而结实的拐杖。重履，就是在睡鞋外面再套上一双鞋子。因古人睡觉时多需另换睡鞋，起床后再将睡鞋换下，但体弱的人起床后不脱换睡鞋，而是在睡鞋外面再套上一双鞋子，故称重履。大杖重履，在此用以形容动作徐缓的样子。

【译文】

肾的经脉足少阴经，起始于足小趾的下方，斜行走向足心部，出于内踝前下方之然谷穴所在的部位，然后沿着内踝的后方，别行向下，入于足跟部，再由足跟部上行至小腿肚的内侧，并出于腘窝的内侧，此后再沿着大腿内侧的后缘，贯穿脊柱，而联属于本经所属的脏腑——肾脏，并联络于与本经相表里的脏腑——膀胱腑；其直行的经脉，从肾脏向上行，贯穿肝脏和横膈膜，而进入肺脏，再从肺脏沿着喉咙上行并最终挟傍于舌的根部；另有一条支脉，从肺脏发出，联络于心脏，并贯注于胸内，而与手厥阴心包络经相衔接。

足少阴肾经之经气发生异常的变动，就会出现虽觉饥饿却不想进食，面色像漆柴一样黯黑无泽，咳唾带血，喘息喝喝有声，刚坐下去就想站起来，视物模糊不清，就好像看不见东西一样，以及心如悬挂在空中似的空荡不宁，其感觉就好像处于饥饿状态一样等症状；气虚不足的，就常常会有恐惧感，其病症发作时，患者心中怦怦跳动，就好像有人要来逮捕他一样，以上这些病症就叫作骨厥病。

足少阴肾经上的腧穴主治肾脏所发生的疾病，其症状是自觉口中发热，舌头干，咽部肿胀，气息上逆，喉咙干燥而疼痛，心中烦乱，心痛，黄疸，痢疾，脊柱及大腿内侧后缘疼痛，足部痿软而厥冷，嗜睡，足底发热并疼痛。治疗上面这些病症时，属于经气亢盛的就要用泻法，属于经气不足的就要用补法，属于热的就要用速针法，属于寒的就要用留针法，属于阳气内衰以致脉道虚陷不起的就要用灸法，既不属于经气亢盛也不属于经气虚弱，而仅仅只是经气运行失调的，就要用本经所属的腧穴来调治。要使用灸法的患者，都应当增强饮食以促进肌肉生长，同时还要结合适当的调养——放松身上束着的带子，披散头发而不必扎紧，从而使全身气血得以舒畅。此外，即使病人尚未痊愈，也要经常起床——手扶较粗的拐杖，足穿重履，缓步行走，做轻微的活动，从而使全身筋骨得以舒展。属于本经经气亢盛的，其寸口脉的脉象要比人迎脉的脉象大两倍；而属于本经经气虚弱的，其寸口脉的脉象反而会比人迎脉的脉象小。

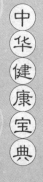

【原文】

　　心主手厥阴心包络之脉，起于胸中，出属心包络，下膈，历络三焦①；其支者，循胸出胁，下腋三寸，上抵腋，下循臑内，行太阴少阴之间，入肘中，下臂行两筋之间，入掌中，循中指出其端；其支者，别掌中，循小指次指②出其端。

　　是动则病手心热，臂肘挛急，腋肿，甚则胸胁支满，心中澹澹大动，面赤目黄，喜笑不休。是主脉所生病者③，烦心心痛，掌中热。为此诸病，盛则泻之，虚则补之，热则疾之，寒则留之，陷下则灸之，不盛不虚，以经取之。盛者，寸口大一倍于人迎；虚者，寸口反小于人迎也。

【注释】

　　①历络三焦：历，就是经过的意思。历络三焦，就是指心包络经自胸至腹，顺次经过并联络上、中、下三焦。②小指次指：指小指旁侧的第二个手指，也就是无名指。③是主脉所生病者：心主血脉，而心包络为心的外卫，代心受邪并代心行令，所以心包络经可以主治脉所发生的疾病。

【译文】

　　心主的经脉手厥阴心包络经，起始于胸中，向外走行而联属于本经所属的脏腑——心包络，然后再下行贯穿横膈膜，由此而经过并联络于与本经相表里的脏腑——三焦；它的一条支脉，从胸中横出至胁部，再走行到腋下三寸处，此后再向上循行，抵达腋窝部，然后再沿着上臂的内侧，在手太阴肺经与手少阴心经这两条经脉的中间向下循行，进入肘中，再沿着前臂内侧两筋的中间下行，入于掌中，再沿着中指直达其末端；它的另一条支脉，从掌心别行而出，沿着无名指到达其末端，而与手少阳三焦经相衔接。

手厥阴心包络经之经气发生异常的变动，就会出现掌心发热，臂肘关节拘挛，腋下肿胀等症状，更严重的还会出现胸部、胁肋部胀满，心中惊恐不安以致心脏跳动剧烈，面色发赤，眼睛发黄，喜笑不止。手厥阴心包络经上的腧穴主治脉所发生的疾病，其症状是心中烦躁，心痛，掌心发热。治疗上面这些病症时，属于经气亢盛的就要用泻法，属于经气不足的就要用补法，属于热的就要用速针法，属于寒的就要用留针法，属于阳气内衰以致脉道虚陷不起的就要用灸法，既不属于经气亢盛也不属于经气虚弱，而仅仅只是经气运行失调的，就要用本经所属的腧穴来调治。属于本经经气亢盛的，其寸口脉的脉象要比人迎脉的脉象大一倍；而属于本经经气虚弱的，其寸口脉的脉象反而会比人迎脉的脉象小。

【原文】

三焦手少阳之脉，走于小指次指之端，上出两指之间，循手表腕①，出臂外两骨之间②，上贯肘，循臑外，上肩，而交出足少阳之后，入缺盆，布膻中，散络心包③，下膈，循属三焦；其支者，从膻中上出缺盆，上项，系耳后直上，出耳上角，以屈下颊至𩑹；其支者，从耳后入耳中，出走耳前，过客主人前，交颊，至目锐眦。

是动则病耳聋浑浑焞焞④，嗌肿喉痹。是主气所生病者⑤，汗出，目锐眦痛，颊痛，耳后肩臑肘臂外皆痛，小指次指不用。为此诸病，盛则泻之，虚则补之，热则疾之，寒则留之，陷下则灸之，不盛不虚，以经取之。盛者，人迎大一倍于寸口；虚者，人迎反小于寸口也。

【注释】

①手表腕：即手腕的外侧，也就是手背。在此是指手背上从小指与无名指的分叉处到腕部阳池穴处的部分。②两骨之间：在此指的是桡骨与尺骨的中间。③散络心包：散布联络于心包络。④浑浑焞（tūn）焞：形容听不清

楚声音的样子。⑤是主气所生病者：因为三焦腑具有气化功能以通行水液，故其所络属的经脉——三焦经也就可以调治气所发生的病症。

【译文】

　　三焦的经脉手少阳经，由无名指的末端，向上走行而出于小指与无名指的中间，再沿着手背到达腕部，并出于前臂外侧两骨的中间，再向上循行，穿过肘部，沿着上臂的外侧，上行至肩部，而与足少阳胆经相交叉，并出行于胆经的后方，此后再进入缺盆，分布于两乳之间的膻中处，并散布联络于与本经相表里的脏腑——心包络，再向下穿过横膈膜，而依次联属于本经所属的脏腑——上、中、下三焦；它的一条支脉，从胸部的膻中处上行，出于缺盆，并向上走行到颈项，连接于耳后，再直上而出于耳上角，并由此屈折下行，绕颊部，而到达眼眶的下方；它的另一条支脉，从耳的后方进入耳中，再出行至耳的前方，经过足少阳胆经所属之客主人穴的前方，与前一条支脉交汇于颊部，由此再上行至外眼角，而与足少阳胆经相衔接。

　　手少阳三焦经之经气发生异常的变动，就会出现耳聋，听声模糊，咽喉肿痛，喉咙闭塞等症状。手少阳三焦经上的腧穴主治气所发生的疾病，其症状是自汗出，外眼角疼痛，面颊疼痛，耳后、肩部、上臂、肘部、前臂等部位的外缘处都发生疼痛，无名指不能活动。治疗上面这些病症时，属于经气亢盛的就要用泻法，属于经气不足的就要用补法，属于热的就要用速针法，属于寒的就要用留针法，属于阳气内衰以致脉道虚陷不起的就要用灸法，既不属于经气亢盛也不属于经气虚弱，而仅仅只是经气运行失调的，就要用本经所属的腧穴来调治。属于本经经气亢盛的，其人迎脉的脉象要比寸口脉的脉象大一倍；而属于本经经气虚弱的，其人迎脉的脉象反而会比寸口脉的脉象小。

【原文】

　　胆足少阳之脉，起于目锐眦，上抵头角①，下耳后，循颈行手少阳之前，至肩上，却交出手少阳之后，入缺盆；其支者，从耳后入耳中，出走耳前，至目锐眦后；其支者，别锐眦，下大迎，合于手少阳，抵于颇②，下加颊车，下颈合缺盆，以下胸中，贯膈络肝属胆，循胁里，出气街，绕毛际③，横入髀厌中；其直者，从缺盆下腋，循胸过季胁④，下合髀厌中，以下循髀阳⑤，出膝外廉，下外辅骨⑥之前，直下抵绝骨⑦之端，下出外踝之前，循足跗上，入小指次指之间；其支者，别跗上，入大指之间，循大指歧骨⑧内出其端，还贯爪甲，出三毛⑨。

是动则病口苦，善太息，心胁痛，不能转侧，甚则面微有尘，体无膏泽⑩，足外反热，是为阳厥⑪。是主骨所生病者⑫，头痛颔痛，目锐眦痛，缺盆中肿痛，腋下肿，马刀侠瘿⑬，汗出振寒，疟，胸、胁、肋、髀、膝外至胫绝骨外踝前及诸节皆痛，小指次指不用。为此诸病，盛则泻之，虚则补之，热则疾之，寒则留之，陷下则灸之，不盛不虚，以经取之。盛者，人迎大一倍于寸口；虚者，人迎反小于寸口也。

【注释】

①头角：指前额之上缘的两端处，即额角。②颔：颧骨。③毛际：指耻骨部阴毛的边缘。④季胁：指两侧胸胁下方的软肋部。⑤髀阳：指大腿的外侧。⑥外辅骨：指腓骨。胫骨为内辅骨。⑦绝骨：外踝上方之崩骨，但骨在此处似乎有所中断，故名。它又是悬钟穴的别名。⑧歧骨：足之大趾与次趾本节后方的骨缝处。⑨三毛：指足大趾背面，趾甲后方，第一趾关节处，有毛的部位。⑩膏泽：形容油润有光泽的样子。⑪阳厥：是指由少阳之气上递所导致的病症。古人认为凡是足少阳胆经之经气发生异常变动而出现的病症，都是由胆木生火，火气冲递所致，故其病症都称为阳厥病。⑫是主骨所生病者：胆之味为苦，苦味入骨；又骨为干，其质刚，胆为中正之官，其气亦刚，故胆腑有病，可伤及骨。所以胆腑所络属的经脉——胆经也就可以调治骨所发生的病症。⑬马刀侠瘿：指瘰疬，相当于现在所说的淋巴结核，俗称疬串。其生于腋下，状似马刀形者，叫作"马刀"；其生于颈部者，叫作"侠瘿"。

【译文】

胆的经脉足少阳经，起始于外眼角，向上循行至额角，再折而下行，绕至耳的后方，然后沿着颈部，在手少阳三焦经的前方向下走行，到达肩上，再与手少阳三焦经相交叉并出行到其后方，而进入缺盆；它的一条支脉，从耳的后方进入耳中，再出行至耳的前方，最后到达外眼角的后方；

它的另一条支脉，从外眼角处别出，下行至大迎穴处，再由此上行而与手少阳三焦经相合，并到达眼眶的下方，折行，到达颊车的部位，再向下循行至颈部，并与前述之本经的主干汇合于缺盆部，然后再由缺盆部下行至胸中，穿过横膈膜，而联络于与本经相表里的脏腑——肝脏，并联属于本经所属的脏腑——胆腑，此后再沿着胁部的里面向下走行，出于少腹两侧的气街部，再绕过阴毛的边缘，而横行进入环跳穴所在的部位；其直行的经脉，从缺盆部下行至腋部，再沿着胸部通过季胁，并与前一支脉合于环跳穴所在的部位，由此向下行，沿着大腿的外侧到达膝部的外缘，再下行到腓骨的前方，然后一直下行，抵达外踝上方之腓骨末端的凹陷处，再向下行而出于外踝的前方，并由此沿着足背，进入足之第五趾与第四趾的中间；还有一条支脉，从足背别行而出，进入足之大趾与次趾的中间，并沿着足大趾的外侧（靠近次趾的那一侧）行至其末端，然后再回转过来，穿过足大趾的爪甲部分，出于趾甲后方的三毛部位，而与足厥阴肝经相衔接。

足少阳胆经之经气发生异常的变动，就会出现口苦，时常叹气，胸胁部作痛以致身体不能转动等症状，病情严重时，还会出现面部像有灰尘蒙罩着一样黯无光泽，全身皮肤干燥而失去润泽之色，以及足外侧发热等症状，以上这些病症就叫作阳厥病。足少阳胆经上的腧穴主治骨所发生的疾病，其症状是头痛，颔部疼痛，外眼角痛，缺盆中肿痛，腋下肿胀，腋下或颈部病发瘰疬，自汗出而战栗怕冷，疟疾，胸胁、肋部、大腿、膝盖等部位的外侧，直至小腿外侧、绝骨、外踝前等部位以及胆经经脉循行所经过的各个关节都发生疼痛，足小趾旁侧之足趾（即第四足趾）不能活动。治疗上面这些病症时，属于经气亢盛的就要用泻法，属于经气不足的就要用补法，属于热的就要用速针法，属于寒的就要用留针法，属于阳气内衰以致脉道虚陷不起的就要用灸法，既不属于经气亢盛也不属于经气虚弱，而仅仅只是经气运行失调的，就要用本经所属的腧穴来调治。属于本经经气亢盛的，其人迎脉的脉象要比寸口脉的脉象大一倍；而属于本经经气虚弱的，其人迎脉的脉象反而会比寸口脉的脉象小。

【原文】

　　肝足厥阴之脉，起于大趾丛毛①之际，上循足跗上廉，去内踝一寸，上踝八寸，交出太阴之后，上腘内廉，循股阴②入毛中，过阴器，抵小腹，挟胃属肝络胆，上贯膈，布胁肋，循喉咙之后，上入颃颡③，连目系，上出额，与督脉会于巅；其支者，从目系下颊里，环唇内；其支者，复从肝别贯膈，上注肺。

是动则病腰痛不可俯仰，丈夫㿉疝，妇人少腹肿，甚则嗌干，面尘脱色。是主肝所生病者，胸满呕逆，飧泄狐疝④，遗溺闭癃。为此诸病，盛则泻之，虚则补之，热则疾之，寒则留之，陷下则灸之，不盛不虚，以经取之。盛者，寸口大一倍于人迎；虚者，寸口反小于人迎也。

【注释】

①丛毛：指足大趾背面第一趾关节处多毛的部位，也就是前文所提到的"三毛"。②股阴：即大腿的内侧。③颃（háng）颡（sǎng）：即鼻腔后部之鼻后孔所在的部位，它是鼻腔与咽部相通的部位，也是鼻的内窍。④狐疝：是疝气的一种。睾丸时大时小、时上时下，如狐之出入无常者，叫作狐疝，又名偏坠。

【译文】

肝的经脉足厥阴经，起始于足大趾趾甲后方之丛毛的边缘，然后沿着足背的上缘向上走行，到达内踝前一寸的地方，再向上循行至内踝上方八寸的部位，而与足太阴脾经相交叉并出行到其后方，此后再上行至膝部腘窝的内缘，并沿着大腿的内侧，进入阴毛之中，然后环绕并通过阴器，而抵达少腹部，由此再挟行于胃的两旁，并联属于本经所属的脏腑——肝脏，再联络于与本经相表里的脏腑——胆腑，此后再向上走行，贯穿横膈膜，并散布于胁肋，然后再沿着喉咙的后方，向上进入位于鼻腔后部的鼻后孔，由此再向上走行，而与眼球连接于脑的脉络相联系，再向上行，出于额部，与督脉汇合于头顶的最高处（即百会穴所在的部位）；它的一条支脉，从眼球连接于脑的脉络处别行而出，向下行至颊部内侧，再环绕口唇的内侧；它的另一条支脉，从肝脏别行而出，贯穿横膈膜，再向上走行并注于肺脏，而与手太阴肺经相衔接。

足厥阴肝经之经气发生异常的变动，就会出现腰部作痛以致不能前后俯仰，男子病发㿉疝，女子少腹肿胀等症状，病情严重时，还会出现喉咙干燥，面部像蒙着灰尘一样黯无光泽等症状。足厥阴肝经上的腧穴主治肝脏所发生的疾病，如胸中满闷，呕吐气逆，完谷不化的泄泻，睾丸时上时下的狐疝，遗尿，小便不通等。治疗上面这些病症时，属于经气亢盛的就要用泻法，属于经气不足的就要用补法，属于热的就要用速针法，属于寒的就要用留针法，属于阳气内衰以致脉道虚陷不起的就要用灸法，既不属于经气亢盛也不属于经气虚弱，而仅仅只是经气运行失调的，就要用本经所属的腧穴来调治。属于本经经气亢盛的，其寸口脉的脉象要比人迎脉的脉象大一倍；而属于本经经气虚弱的，其寸口脉的脉象反而会比人迎脉的脉象小。

【原文】

手太阴气绝，则皮毛焦。太阴行气，温于皮毛者也。故气不荣，则皮毛焦；皮毛焦，则津液去皮节①；津液去皮节者，则爪枯毛折；毛折者，则毛先死。丙笃丁死，火胜金也。手少阴气绝，则脉不通。少阴者，心脉也；心者，脉之合也。脉不通，则血不流；血不流，则髦②色不泽。故其面黑如漆柴者，血先死。壬笃癸死，水胜火也。

足太阴气绝者，则脉不荣肌肉。唇舌者，肌肉之本也。脉不荣，则肌肉软；肌肉软，则舌萎，人中满；人中满，则唇反；唇反者，肉先死。甲笃乙死，木胜土也。

足少阴气绝，则骨枯。少阴者，冬脉也，伏行而濡骨髓者也。故骨不濡，则肉不能著也；骨肉不相亲，则肉软却③；肉软却，故齿长而垢，发无泽；发无泽者，骨先死。戊笃己死，土胜水也。

足厥阴气绝，则筋绝。厥阴者，肝脉也；肝者，筋之合也；筋者，聚于阴器④，而脉络于舌本也。故脉弗荣，则筋急；筋急，则引舌与卵。故唇青、舌卷、卵缩，则筋先死。庚笃辛死，金胜木也。

五阴气俱绝，则目系转，转则目运⑤。目运者，为志先死。志先死，则远一日半死矣。六阳气绝，则阴与阳相离，离则腠理发泄，绝汗乃出。故旦占夕死，夕占旦死。

【注释】

①津液去皮节：就是津液丧失以致皮肤中缺少液体物质的意思。

②髦（máo）：指头发。③却：在此是短缩的意思。④聚于阴器：阴器，在《难经》及各家中，均作"阴器"，也就是生殖器。聚于阴器的筋，主要为经筋。⑤目运：是指眼睛的黑睛上翻，仅露出白睛的现象。

【译文】

手太阴肺经之经气竭绝，就会出现皮毛焦枯的病象。手太阴肺经能够运行气血而温润肌表的皮肤和毫毛。所以肺经之经气不足，不能运行气血以营养皮肤和毫毛，就会使皮毛焦枯；出现了皮毛焦枯的病象，就表明皮毛已经丧失了津液；皮毛丧失了津液的润泽，进而会出现爪甲枯槁，毫毛断折等现象；出现了毫毛折断、脱落的现象，就表明毫毛已经先行凋亡了。这种病症，逢丙日就会加重，逢丁日就会死亡，这都是因为火能克金。手少阴心经之经气竭绝，就会使血脉不通。手少阴之经脉为心经，心乃血脉之相合者。血脉不通，就会使血液不能流、行；血液不能流、行，头发和面色就会没有光泽。所以倘若病人的面色黧黑，就好像烧焦的木炭一样，那就表明其营血已经先行衰败了。这种病症，逢壬日就会加重，逢癸日就会死亡。这都是壬、癸属水，心属火，水能克火的缘故。

足太阴脾经之经气竭绝，就会使经脉不能输布水谷精微营养肌肉。脾主肌肉，其华在唇，其脉连于舌本、散于舌下，因此由唇舌就能够观察出肌肉的状态，所以说唇舌为肌肉的根本。经脉不能输布水谷精微以营养肌肉，就会使肌肉松软；肌肉松软，就会导致舌体萎缩，人中部肿满；人中部肿满，就会使口唇外翻；出现了口唇外翻的病象，就表明肌肉已经先行衰痿了。这种病症，逢甲日就会加重，逢乙日就会死亡。这都是甲、乙属木，脾属土，木能克土的缘故。

足少阴肾经之经气竭绝，就会出现骨骼枯槁的病象。因为足少阴肾经是应于冬季的经脉，它走行于人体深部而濡养骨髓。所以足少阴肾经之经气竭绝，就会使骨髓得不到濡养，进而就会导致骨骼枯槁。倘若骨骼得不到濡养而枯槁，那么肌肉也就不能再附着于骨骼上了；骨与肉分离而不能相互结合，就会使肌肉松软短缩；肌肉松软短缩，就会使牙齿显得长长了一些，并使牙齿上积满污垢，同时，还会出现头发失去光泽等现象；出现了头发枯槁无泽的病象，就表明骨骼已经先行衰败了。这种病症，逢戊日就会加重，逢己日就会死亡，这都是戊、己属土，肾属水，土能克水的

黄帝内经白话解读

缘故。

足厥阴肝经之经气竭绝，就会出现筋脉挛缩拘急、不能活动的病象。因为足厥阴肝经是络属于肝脏的经脉，肝脏外合于筋，所以足厥阴肝经与筋的活动有着密切的联系；再者，各条经筋都汇聚于生殖器部，而其脉又都联络于舌根。倘若足厥阴肝经之经气不足，以致不能营养筋脉，就会使筋脉拘急挛缩；筋脉拘急挛缩，就会导致舌体卷屈以及睾丸上缩。因此如果出现了唇色发青、舌体卷屈以及睾丸上缩等病象，那就表明筋脉已经先行败绝了。这种病症，逢庚日就会加重，逢辛日就会死亡，这都是庚、辛属金，肝属木，金能克木的缘故。

五脏所主的五条阴经之经气都已竭绝，就会使眼球内连于脑的脉络扭转，眼球连接于脑的脉络扭转，就会使眼睛上翻。出现了眼睛上翻的病象，就表明病人的神志已经先行败绝了。倘若病人的神志已经败绝，那么他离死亡也就只剩下一天半的时间了。六腑所主的六条阳经之经气都已竭绝，就会使阴气和阳气相互分离，阴阳分离，就会使皮表不固，精气外泄而流出大如串珠、凝滞不流的绝汗。这是人体精气败绝的病象，因此如果病人在早晨出现了这种病象，那就表明他将在当天晚上死亡，如果病人在晚上出现了这种病象，那就表明他将在第二天早晨死亡。

【原文】

经脉十二者，伏行分肉之间，深而不见；其常见者，足太阴过于外踝之上①，无所隐故也。诸脉之浮而常见者，皆络脉也。六经络手阳明少阳之大络，起于五指间，上合肘中。

饮酒者，卫气先行皮肤，先充络脉，络脉先盛，故卫气已平②，营气乃满，而经脉大盛。脉之卒然动者，皆邪气居之，留于本末，不动则热。不坚则陷且空，不与众同，是以知其何脉之动也。

【注释】

①足太阴过于外踝之上：张介宾认为"足太阴"应为"手太阴"，"踝"与"髁"通。②平：在此作"满盛"解。

【译文】

手足阴阳十二经脉，大都是隐伏在里而循行于分肉之间的，其位置都较深而不能在体表看到；通常可以看见的只有手太阴肺经之脉经过于手外踝骨之上的那一部分，这都是该处的皮肤细薄，使经脉无所隐匿的缘故。所以大多数浮现在浅表以至平常可以看见的经脉，都是络脉。在手之阴阳六经的络脉之中，最明显突出而易于诊察的就是手阳明大肠经和手少阳三焦经这两条经脉的大络，它们分别起于手部五指之间，由此再向上汇合于肘窝之中。

饮酒之后，因为酒气具有剽疾滑利之性，所以它会先随着卫气行于皮肤，充溢于浅表的络脉，而使络脉首先满盛起来，此后，倘若在外的卫气已经充溢有余，就会使在内的营气也随之满盛，进而就会使经脉中的血气也大大地充盛起来。倘若没有饮酒，经脉就突然充盛起来、发生异常的变动，那么说明有邪气侵袭于内，并停留在了经脉自本至末的循行通路上，因为外邪侵袭人体，都是先入络后入经，所以如果经脉没有出现异常的变动，那就说明外邪尚在浮浅的络脉之中，此时的邪气不能走窜，就会郁而发热，从而使脉形变得坚实。如果络脉的脉形不显坚实，那就说明邪气已经深陷于经脉，并使络脉之气空虚衰竭了，凡是被邪气所侵袭了的经脉，都会出现与其他正常经脉不同的异常表现，由此我们也就可以测知是哪一条经脉感受到邪气而发生了异常的变动。

【原文】

雷公曰：何以知经脉之与络脉异也？

黄帝曰：经脉者常不可见也，其虚实也，以气口知之。脉之见者，皆络脉也。

雷公曰：细子无以明其然也。

黄帝曰：诸络脉皆不能经大节之间，必行绝道①而出，入复合于皮中，其会皆见于外。故诸刺络脉者，必刺其结上。甚血者虽无结，急取之以泻其邪而出其血，留之发为痹也。凡诊络脉，脉色青则寒且痛，赤则有热。胃中寒，手鱼之络多青矣；胃中有热，鱼际络赤。其暴黑者，留久痹也；其有赤有黑有青者，寒热气也；其青短者，少气也。凡刺寒热者皆多血络。必间日而一取之，血尽而止，乃调其虚实。其小而短者少气，甚泻之则闷，闷甚则仆，不得言。闷则急坐之也。

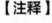

【注释】

①绝道：就是"别道"的意思，也就是与经脉循行路径不同的循行道路。

【译文】

雷公问：怎样才能知道经脉或是络脉之中发生了病变呢？

黄帝说：经脉隐伏在内，因此即使发生了病变，常常在体表也是看不到的，其虚实的变化情况只能从气口部位的脉象变化来测知。而在体表可以看到的那些经脉的病变，其实都是络脉的病变。

雷公说：我还是不能明白其中的道理。

黄帝说：所有的络脉都不能通过大关节所在的部位，因此在走行到大关节所在的部位时，络脉都要经过经脉所不到的地方，出于皮表，越过大关节后，再入里而与经脉相合于皮中，此外，它们相合的部位都会在皮表部显现出来。因此，凡是针刺络脉的病变，都必须刺中其有瘀血结聚的地方。而对于血气郁积的病症，虽然它还没有出现瘀血结聚的现象，但也应该尽快采用刺络的方法去进行治疗，以泻除其病邪而放出其恶血，如果把恶血留在体内，就会导致血络凝滞、闭塞不通的痹症。在诊察络脉病变的时候，如果络脉所在的部位呈现青色，就表明它是寒邪凝滞于内、气血不通而痛的病症，如果络脉所在的部位呈现红色，那就表明它是体内有热的病症。例如，胃中有寒的病人，其手鱼部的络脉大多都会呈现出青色；而胃中有热的病人，其鱼际部的络脉就会呈现出红色。络脉所在部位突然呈现出黑色的，那就说明它是留滞已久的痹病；络脉所在部位的颜色时而发红、时而发黑又时而发青的，那就说明它是寒热相兼的病症；颜色发青且脉络短小的，那是元气衰少的征象。一般在针刺邪在浅表以致寒热并作的病症时，因为病邪尚未深入于经，所以就应该多刺浅表的血络。同时还必须隔日一刺，直到把恶血完全泻尽才能停止，然后才可以根据病症的虚实来进行调治。络脉色青且脉形短小的，是属于元气衰少的病症，如果对元气衰少很严重的病人使用了泻法，就会使他感到心胸烦闷，烦闷至极就会出现昏厥倒地、不能言语等症状。因此，对于这种病人，在他已有烦闷感而尚未昏仆的时候，就应该立即将他扶起，成半坐半卧位，再施以急救。

【原文】

手太阴之别，名曰列缺①。起于腕上分间②，并太阴之经直入掌中，散入于鱼际。其病实，则手锐③掌热；虚，则欠㰦④，小便遗数。取之，去腕半寸⑤。别走阳明也。

手少阴之别，名曰通里。去腕一寸半⑥，别而上行，循经入于咽中，系舌本，属目系。其实则支隔⑦，虚则不能言。取之掌后一寸。别走太阳也。

手心主之别，名曰内关。去腕二寸，出于两筋之间，别走少阳。循经以上，系于心，包络心系。实则心痛，虚则为烦心。取之两筋间也。

手太阳之别，名曰支正。上腕五寸，内注少阴；其别者，上走肘，络肩髃。实则节弛肘废，虚则生肬⑧，小者如指痂疥⑨。取之所别也。

手阳明之别，名曰偏历。去腕三寸，别入太阴；其别者，上循臂，乘肩髃，上曲颊⑩偏齿；其别者，入耳，合于宗脉⑪。实则龋齿耳聋，虚则齿寒痹隔⑫。取之所别也。

手少阳之别，名曰外关。去腕二寸，外绕臂，注胸中，合心主。病实则肘挛，虚则不收。取之所别也。

【注释】

①手太阴之别，名曰列缺：每经之络脉，都以其从正经分出之处的腧穴的名字来命名。②分间：指分肉之间。③手锐：即手的锐骨部，也就是手掌后方小指侧的高骨。④欠㰦：欠，就是呵欠；㰦，形容张口的样子。欠㰦，形容呵欠时张口伸腰的样子。⑤去腕半寸：列缺穴在手掌后方距离腕关节一寸五分的地方，因此原文中之"去腕半寸"当为"去腕寸半"之误。⑥去腕一寸半：通里穴在手掌后方距离腕关节一寸的地方，因此原文中之"去腕一寸半"当为"去腕一寸"之误。⑦支隔：指胸膈间支撑作胀以致感觉不舒畅的病症。⑧肬（yóu）：指赘肉。⑨痂疥：是古代的一种皮肤病。⑩曲颊：指下颌后方之下颌骨的弯曲处，在耳垂的下方。因其形状屈曲，故名。⑪宗脉：指聚结于耳中的经脉。⑫痹隔：痹，就是闭塞不通的意思。痹隔，指胸膈间闭塞不通。

185

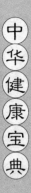

【译文】

手太阴肺经别出的络脉，名叫列缺。它起始于手腕上部的分肉之间，由此而与手太阴肺经的正经并行，直入于手掌内侧，并散布于鱼际的部位。倘若它发生病变，其属于实证的，就会出现腕后之锐骨部与手掌部发热的症状；而其属于虚证的，就会出现张口呵欠，小便失禁或频数等症状。对于以上这些病症，都可以取用位于腕后一寸半处的列缺穴来进行治疗。这条络脉就是手太阴肺经走向并联络于手阳明大肠经的主要分支。

手少阴心经别出的络脉，名叫通里。它从手掌后方距离腕关节一寸处别行分出，由此而沿着手少阴心经的正经向上走行，并进入咽中，然后再向上循行而联系于舌根，并联属目系。倘若它发生病变，其属于实证的，就会出现胸膈间支撑不舒的症状，而其属于虚证的，就会出现不能言语的症状。对于以上这些病症，都可以取用位于手掌后方一寸处的通里穴来进行治疗。这条络脉就是手少阴心经走向并联络于手太阳小肠经的主要分支。

手厥阴心包经别出的络脉，名叫内关。它在距离腕关节两寸处，从两筋的中间别行分出，由此别走并联络于手少阳经。再沿着手厥阴心包络经的正经向上走行，而联系于心，并包绕联络于心脏与其他脏腑相联系的脉络。倘若它发生病变，其属于实证的，就会出现心痛的症状，而其属于虚证的，就会出现心中烦乱的症状。对于以上这些病症，都可以取用位于手掌后方、两筋之间的内关穴来进行治疗。

手太阳小肠经别出的络脉，名叫支正。它从腕关节上方五寸的地方别行分出，由此再向内走行而注于手少阴心经之中；它有一条别行的支脉，在支正穴处别行而出，此后就向上走行，到达肘部，然后再向上循行，而联络于肩髃穴所在的部位。倘若它发生病变，其属于实证的，就会出现骨节弛缓，肘关节痿废而不能活动等症状，而其属于虚证的，就会在皮肤上生出赘疣，其中小的就像指头中间干结作痒的痂疥一样大小。对于以上这些病症，都可以取用手太阳小肠经的络脉从其本经所别出之处的络穴——支正穴来进行治疗。

手阳明大肠经别出的络脉，名叫偏历。它在手掌后方距离腕关节三寸的部位从本经分出，由此而别行并进入手太阴肺经的经脉；它的一条别行的支脉，在偏历穴处别行而出，然后就沿着手臂上行，经过肩髃穴所在的部位，再向上走行，而到达曲颊的部位，进而斜行到牙根部并联络之；它的另一条别出的支脉，走入耳中，而与耳部的宗脉汇合。倘若它发生病变，其属于实证的，就会发生龋齿、耳聋等病症，而其属于虚证的，就会出现牙齿发冷，胸膈间闭塞不畅等症状。对于以上这些病症，都可以取用手阳明大肠经的络脉从其本经所别出之处的络穴——偏历穴来进行治疗。

手少阳三焦经别出的络脉，名叫外关。它在手掌后方距离腕关节两寸的部位从本经分出，由此而向外绕行于臂部，然后再向上走行，注于胸中，而与手厥阴心包络经相汇合。倘若它发生病变，其属于实证的，就会出现肘关节拘挛的症状，而其属于虚证的，就会出现肘关节弛缓不收的症状。对于以上这些病症，都可以取用手少阳三焦经的络脉从其本经所别出之处的络穴——外关穴来进行治疗。

【原文】

足太阳之别，名曰飞阳。去踝七寸，别走少阴。实则鼽窒，头背痛；虚则鼽衄。取之所别也。

足少阳之别，名曰光明。去踝五寸，别走厥阴，下络足跗。实则厥，虚则痿躄①，坐不能起。取之所别也。

足阳明之别，名曰丰隆。去踝八寸，别走太阴；其别者，循胫骨外廉，上络头项，合诸经之气，下络喉嗌。其病气逆则喉痹瘁瘖②。实则狂癫，虚则足不收，胫枯。取之所别也。

足太阴之别，名曰公孙。去本节之后一寸，别走阳明；其别者，入络肠胃。厥气上逆则霍乱③。实则肠中切痛，虚则鼓胀④。取之所别也。

足少阴之别，名曰大钟。当踝后绕跟，别走太阳；其别者，并经上走于心包，下贯腰脊。其病气逆则烦闷，实则闭癃⑤，虚则腰痛。取之所别者也。

足厥阴之别，名曰蠡沟。去内踝五寸，别走少阳；其别者，经股上睾，结于茎。其病气逆则睾肿卒疝。实则挺长，虚则暴痒。取之所别也。

【注释】

①痿躄：指一种因为下肢痿软无力，以致不能行走为特征的病症。②瘁

瘖：突然失音，不能言语。③霍乱：病名。其发作时上吐下泻，挥霍缭乱，故名。④鼓胀：腹胀如鼓。⑤闭癃：闭，指大便闭结。癃，指小便不通。

【译文】

足太阳膀胱经别出的络脉，名叫飞阳。它在足之上方，距离外踝七寸的部位从本经分出，由此而别行并走向足少阴肾经。倘若它发生病变，其属于实证的，就会出现鼻塞不通，头背部疼痛等症状；而其属于虚证的，就会出现鼻塞或鼻出血。对于以上这些病症，都可以取用足太阳膀胱经的络脉从其本经所别出之处的络穴——飞阳穴来进行治疗。

足少阳胆经别出的络脉，名叫光明。它在足之上方，距离外踝五寸的部位从本经分出，由此而别行并走向足厥阴肝经，然后再向下走行，而联络于足背部。倘若它发生病变，其属于实证的，就会出现下肢厥冷的症状，而其属于虚证的，就会出现下肢痿软无力以致难以步行，以及坐下后就不能再起立等症状。对于以上这些病症，都可以取用足少阳胆经的络脉从其本经所别出之处的络穴——光明穴来进行治疗。

足阳明胃经别出的络脉，名叫丰隆。它在足之上方，距离外踝八寸的部位从本经分出，由此而别行并走向足太阴脾经；它有一条别行的支脉，在丰隆穴处别行而出，然后就沿着胫骨的外缘向上走行，一直走到头顶部，与其他各经的经气相汇合，然后再向下走行，并最终联络于咽喉部。如果它的脉气向上逆行，就会导致咽喉肿闭、突然失音而不能言语等病症。如果它的经脉发生病变，其属于实证的，就会出现神志失常的癫狂症，而其属于虚证的，就会出现两足弛缓不收、小腿肌肉枯萎等症状。对于以上这些病症，都可以取用足阳明胃经的络脉从其本经所别出之处的络穴——丰隆穴来进行治疗。

足太阴脾经别出的络脉，名叫公孙。它在足大趾本节后方一寸远的地方从本经分出，由此而别行并走向足阳明胃经；它有一条别行的支脉，向上走行，进入腹部而联络于肠胃。如果它的脉气厥逆上行，就会导致吐泻交作的霍乱症。如果它的经脉发生病变，其属于实证的，就会出现腹部痛如刀绞的病症，而其属于虚证的，就会出现腹胀如鼓的病症。对于以上这些病症，都可以取用足太阴脾经的络脉从其本经所别出之处的络穴——公孙穴来进行治疗。

足少阴肾经别出的络脉，名叫大钟。它从足内踝的后方别行分出，由此再环绕足跟至足的外侧，而走向足太阳膀胱经；它有一条别行的支脉，与足少阴肾经的正经并行而上，抵达心包络，然后再向外下方走行，贯穿腰脊。如果它的脉气上逆，就会出现心烦胸闷的症状，如果它的经脉发生病变，其属于实证的，就会出现二便不通的症状，而其属于虚证的，就会出现腰痛的症状。对于以上这些病症，都可以取用足少阴肾经的络脉从其本经所别出之处的络穴——大钟穴来进行治疗。

足厥阴肝经别出的络脉，名叫蠡沟。它在足之上方，距离内踝五寸的部位从本经分出，由此而别行并走向足少阳胆经；它有一条别行的支脉，经过胫部而上行至睾丸，并聚合于阴茎。如果它的脉气上逆，就会导致睾丸肿大，突发疝气。如果它的经脉发生病变，其属于实证的，就会导致阴茎勃起而不能回复，其属于虚证的，就会出现阴部奇痒难忍等症状。对于以上这些病症，都可以取用足厥阴肝经的络脉从其本经所别出之处的络穴——蠡沟穴来进行治疗。

【原文】

任脉之别，名曰尾翳①。下鸠尾，散于腹。实则腹皮痛，虚则痒搔。取之所别也。

督脉之别，名曰长强。挟膂上项，散头上，下当肩胛左右，别走太阳，入贯膂。实则脊强，虚则头重。高摇之，挟脊之有过者②。取之所别也。

【注释】

①尾翳：是鸠尾穴的别名。②挟脊之有过者：过，在此是发生病变的意思。本句指挟行于脊柱两侧的络脉发生病变而引起的病症。

【译文】

任脉别出的络脉，名叫尾翳。它起始于胸骨下方的鸠尾处，由此再向下散于腹部。倘若它发生病变，其属于实证的，就会出现腹部皮肤疼痛的症状，而其属于虚证的，就会出现腹部皮肤瘙痒的症状。对于以上这些病症，都可以取用任脉的络脉从其本经所别出之处的络穴——尾翳穴来进行治疗。

《黄帝内经》白话解读

督脉别出的络脉，名叫长强。它起始于尾骨尖下方的长强穴处，由此再夹着脊柱两旁的肌肉向上走行到项部，并散于头上，然后再向下走行到肩胛部附近，此后就别行走向足太阳膀胱经，并深入体内，贯穿脊柱两旁的肌肉。倘若它发生病变，其属于实证的，就会出现脊柱强直以致不能俯仰的症状，而其属于虚证的，就会出现头部沉重等症状。以上这些症状都是由本条络脉之挟行于脊柱两侧的部分发生病变而引起的，对于这些病症，都可以取用督脉的络脉从其本经所别出之处的络穴——长强穴来进行治疗。

【原文】

脾之大络，名曰大包。出渊腋①下三寸，布胸胁。实则身尽痛，虚则百节尽皆纵。此脉若罗络之血者，皆取之脾之大络脉也。

凡此十五络者，实则必见，虚则必下。视之不见。求之上下。人经不同，络脉异所别也。

【注释】

①渊腋：穴位名。其穴在腋下三寸处，属于足少阳胆经。因为大包穴在腋下六寸处，正好位于渊腋穴下方三寸的地方，所以就用"渊腋下三寸"来作为寻取大包穴的标准。

【译文】

脾脏的大络，名叫大包。它起始于渊腋穴下方三寸处，由此再散布于胸胁。倘若它发生病变，其属于实证的，就会出现全身各处都疼痛的症状，而其属于虚证的，就会出现周身骨节都弛纵无力的症状。此外，当它发生病变时，还会使大包穴附近出现网络状的血色斑纹，对于以上这些病症，都可以取用脾之大络从其本经所别出之处的络穴——大包穴来进行治疗。

以上所说的十五条络脉，它们在发病时，凡是属于脉气壅盛所致之实证的，其脉络都必然会变得明显突出而容易看到，凡是属于脉气虚弱所致之虚证的，其脉络都必然会变得空虚下陷而不易察知。如果在络穴所在部位的体表处看不到任何异常的现象，那么就应当到该穴所在部位的附近去仔细观察。人的形体有高矮胖瘦的区别，因而其经脉就会有长短的不同，而其络脉所别行分出的部位也就多少会有一些差异。

营卫生会

【原文】

　　黄帝问于岐伯曰：人焉受气？阴阳焉会？何气为营？何气为卫？营安从生？卫于焉会？老壮不同气，阴阳异位，愿闻其会。

　　岐伯答曰：人受气于谷。谷入于胃，以传于肺，五脏六腑，皆以受气。其清者为营，浊者为卫。营在脉中，卫在脉外。营周不休，五十而复大会。阴阳相贯，如环无端。卫气行于阴二十五度，行于阳二十五度，分为昼夜。故气至阳而起，至阴而止。故曰：日中而阳陇为重阳，夜半而阴陇为重阴。故太阴主内，太阳主外。各行二十五度，分为昼夜。夜半为阴陇，夜半后而为阴衰，平旦阴尽，而阳受气矣。日中为阳陇，日西而阳衰。日入阳尽，而阴受气矣。夜半而大会，万民皆卧，命曰合阴。平旦阴尽而阳受气。如是无已，与天地同纪。

　　黄帝曰：老人之不夜瞑者，何气使然？少壮之人不昼瞑者，何气使然？

　　岐伯答曰：壮者之气血盛，其肌肉滑，气道通，营卫之行，不失其常，故昼精而夜瞑。老者之气血衰，其肌肉枯，气道涩，五脏之气相搏^①，其营气衰少而卫气内伐，故昼不精，夜不瞑。

【注释】

　　①搏：原作"博"，据医统本、金陵本等改作"搏"。

【译文】

　　黄帝问岐伯说：人是从什么地方得到的精气？阴阳是在哪里交汇的？什么气为营气？什么气为卫气？营卫二气是从哪里生成的？卫气又是如何

与营气交汇的？老人和壮年人气的盛衰不相同，营卫二气的运行部位也不同，我想知道它们是如何汇合的。

岐伯回答说：人身的营卫之气是由水谷产生的。水谷进入胃中，化生为水谷精气，水谷精气传至肺，再借肺气的输布功能传送周身，从而五脏六腑皆可接受水谷精气。其水谷精气中清轻而富于营养作用者为营气，其中重浊而剽悍者为卫气。营气循行在经脉之中，卫气循行于经脉之外。营卫二气没有休止地循行运转，一昼夜运行人体五十周次，然后汇合一次。依此，沿着阴经、阳经交替循环运转，没有终止。卫气的循行是夜间行于内脏二十五周，白天循行于阳经也是二十五周，以此而分出了昼夜。卫气行于阳经时，人便醒来开始活动，夜间卫气行于内脏时，人体就进入睡眠状态了。所以说：中午的时候，因为卫气都从内脏运转到了阳经，阳经的卫气最盛，故称为重阳，夜半时因为卫气都从阳经运转到了内脏，内脏的卫气最盛，故称为重阴。营气行于脉中，起于手太阴肺经又终于手太阴肺经，所以说太阴主持营气的运行；卫气行于脉外，始于足太阳膀胱经又止于足太阳膀胱经，所以说太阳主持卫气的运行。营气周流十二经，昼夜各二十五周次，卫气昼行于阳，夜行于阴，亦各二十五周次，划分昼夜各半。夜半阴气最盛为阴陇，夜半过后则阴气渐衰，待到黎明时阴气已衰尽，而阳气渐盛。中午阳气最盛为阳陇，夕阳西下时阳气渐衰，黄昏之时阳气已衰尽，而阴气渐盛。夜半时，营气和卫气皆在阴分运行，正是二者相互汇合的时候，人在这时都已经入睡了，因此称为合阴。到黎明的时候内脏卫气衰尽，而阳经卫气开始运行。就是这样没有中止，如同天地日月一样有规律。

黄帝问：老人在夜里睡眠不安是什么原因造成的？年轻人白天精力充沛，又是什么原理？

岐伯回答说：年轻力壮的人气血盛满，肌肉滑利，气道就通畅，营气和卫气就能很正常地运行，因此白天精力充沛，夜里睡眠也安稳。而老年人气血衰弱，肌肉枯槁，其气道就艰涩不通，五脏之气不能相互沟通和协调，营气衰少，卫气内扰，营卫失调，不能以正常的规律运行，因此表现为白天精力不充沛，而夜里难以入睡。

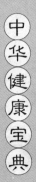

【原文】

黄帝曰：愿闻营卫之所行，皆何道从来？

岐伯答曰：营出于中焦，卫出于下焦①。

黄帝曰：愿闻三焦之所出。

岐伯答曰：上焦出于胃上口，并咽以上，贯膈而布胸中，走腋，循太阴之分而行，还至阳明，上至舌，下足阳明。常与营俱行于阳二十五度，行于阴亦二十五度，一周也。故五十度而复大会于手太阴矣。

黄帝曰：人有热，饮食下胃，其气未定，汗则出，或出于面，或出于背，或出于身半，其不循卫气之道而出，何也？

岐伯曰：此外伤于风，内开腠理，毛蒸理泄，卫气走之，固不得循其道。此气慓悍滑疾，见开而出，故不得从其道，故命曰漏泄②。

【注释】

①卫出于下焦：按张志聪注，应为"卫出上焦"之误。②漏泄：皮腠为风邪所伤，卫气不能固表所导致的大汗出。以其汗出如漏，故名漏泄。

【译文】

黄帝问：我想听到营气和卫气的运行，都是从什么地方发出的？

岐伯回答说：营气出自中焦，卫气出自上焦。

黄帝说：我想听你说说三焦从何而起，又是如何运行的。

岐伯回答说：上焦起于胃的上口，走咽部上行并布散于胸中，经过腋下，沿手太阴经的走向向手的方向运行，在手交汇于手阳明经，向上到达舌，又交于足阳明经，循足阳明经运行。上焦之气常与营气并行于阳二十五度，行于阴也是二十五度，一个昼夜是一个循环，共五十度，而后又回到手太阴经，为一周。

黄帝说：有的人食用很热的饮食，刚刚吃下，还没有转化为水谷精气（即认为尚未转化为营卫之气），就已经出汗了，有的是面部出汗，有的是背部出汗，有的是半身出汗，都不是按照卫气的化生和循行路线，是什么原因呢？

岐伯说：这是由于在外受到了风邪的侵袭，在内又受食热之气的影响，导致腠理开泄，毛孔张大而汗液蒸腾，在肌表腠理疏松的地方，卫气流泄，

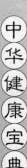

也就不能按照原来的路线循行了。卫气的性质为剽悍滑利，行走迅速，遇到开放的孔道就会流泄而出，这种情况下就不能沿卫气本来循行的路线运行，这种情况命名为漏泄。

【原文】

黄帝曰：愿闻中焦之所出。

岐伯答曰：中焦亦并胃中，出上焦之后。此所受气者，泌糟粕，蒸津液，化其精微，上注于肺脉，乃化而为血。以奉生身，莫贵于此。故独得行于经隧，命曰营气。

黄帝曰：夫血之与气，异名同类，何谓也？

岐伯答曰：营卫者，精气也；血者，神气也。故血之与气，异名同类焉。故夺血者无汗，夺汗者无血。故人生有两死，而无两生。

【译文】

黄帝说：我想知道中焦之气是从什么地方发出的。

岐伯回答说：中焦也是出自胃的上口，在上焦之下。中焦所受的水谷之气，经过排泌糟粕、蒸发津液，将化生出精微的物质，上行注于肺脉，同时将水谷化生的精微物质化为血液，以濡养全身。这种气是人身上最珍贵的物质，能够独自通行于十二经脉之中，名为营气。

黄帝说：血和气，虽然名字不同，但是是同一类物质，这是什么意思呢？

岐伯回答说：营气和卫气都是源自水谷精气；血是神气的物质基础，也是水谷精气化生。因此血与营卫之气，只是不同名，却是同一类物质。因而血液耗伤过度的人出汗也少，脱汗而伤卫气的人血也少。所以如果既脱汗又失血则死，仅有脱汗或仅有失血也无法生存。

【原文】

黄帝曰：愿闻下焦之所出。

岐伯答曰：下焦者，别回肠^①，注于膀胱，而渗入焉。故水谷者，常并居于胃中，成糟粕而俱下于大肠，而成下焦。渗而俱下，济泌别汁^②，循下焦而渗入膀胱焉。

黄帝曰：人饮酒，酒亦入胃，谷未熟而小便独先下，何也？

岐伯答曰：酒者，熟谷之液也，其气悍以清③，故后谷而入，先谷而出焉。

黄帝曰：善。余闻上焦如雾，中焦如沤，下焦如渎，此之谓也。

【注释】

①别回肠：张介宾注"别回肠者，谓水谷并居于胃中，传化于小肠，当脐上一寸水分穴处，糟粕由此别行回肠，从后而出，津液由此别渗膀胱，从前而出"。在这里，就是别行于回肠之中的意思。②济泌别汁：济，过滤的意思。济泌别汁，即将水液经过精密的过滤，分出清浊，清者渗入膀胱，浊者归入大肠。③清：《太素》《甲乙经》均作"滑"，可从。

【译文】

黄帝说：我想请教下焦是从什么地方发出的。

岐伯回答说：下焦是沿回肠曲折下行，至膀胱又将水液渗入其中的。人食入饮食水谷，一般是在胃中消化的，经脾胃的运化之后，其糟粕全部向下行至大肠，从而形成下焦。糟粕全部下行，同时其中还有水液在不断地过滤，清者即水液渗入膀胱，浊者即糟粕归入大肠。

黄帝说：人饮酒的时候，酒也是与水谷一起入胃的，但是为什么水谷尚未运化完，而小便已经先下来了呢？

岐伯回答说：酒是粮食酿造出来的液体（即已经经过了人为的腐熟），其气强劲而且滑利（类似于卫气），所以即使是在水谷之后食入，但在食物消化完之前就成为水液排出了。

黄帝说：太好了。我明白了，上焦心肺宣散营卫之气像雾露一样，中焦脾胃腐熟消化饮食水谷就像沤浸食物一样使之发生变化，下焦肾、膀胱、大肠就像沟渠一样，不断地将水液和糟粕排出体外，这就是三焦的功能和特点。

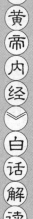

师　传

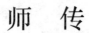

【原文】

黄帝曰：余闻先师，有所心藏，弗著于方①。余愿闻而藏之，则而行之。上以治民，下以治身，使百姓无病。上下和亲，德泽下流。子孙无忧，传于后世。无有终时，可得闻乎？

岐伯曰：远乎哉问也！夫治民与自治，治彼与治此，治小与治大，治国与治家，未有逆而能治之也，夫惟顺而已矣。顺者，非独阴阳脉论气之逆顺也，百姓人民皆欲顺其志也。

黄帝曰：顺之奈何？

岐伯曰：入国问俗，入家问讳，上堂问礼，临病人问所便②。

【注释】

①方：指古代记载文字的木板。②病人问所便：便，"相宜"之意。病人问所便，指对病人最为相宜的治法。

【译文】

黄帝说：我听说先师有些医学心得，没有记载到书籍中。我愿意听取这些宝贵经验，并把它铭记在心，以便作为准则加以奉行。这样，既可以治疗民众的疾病，又可以保养自己的身体，使百姓免受疾病之苦。上下都亲善和美，恩德教泽在民间流行。让这些宝贵经验永远造福于后代，使后世的人不必担心疾病的困扰。你能把这些宝贵经验讲给我听吗？

岐伯说：你所提的问题意义深远啊！无论治民、治身，治此、治彼，治理大事与小事以及治国理家，没有违背常规而能治理好的，只有顺应其内在的客观规律，才能处理好各种事情。所谓的顺，不仅是指阴阳、经脉、气血循行的顺逆，还包括了广大人民的情志顺逆。

黄帝问：怎样才能做到顺应呢？

岐伯说：进入一个国家，首先要了解当地的风俗习惯；到了一个家庭，要首先了解人家有什么忌讳；进入别人的居室，要问清礼节；临诊时，要问清病人的喜好，以便更好地诊治疾病。

【原文】

黄帝曰：便病人奈何？

岐伯曰：夫中热消瘅①则便寒，寒中之属则便热。胃中热则消谷，令人悬心善饥。脐以上皮热，肠中热，则出黄如糜。脐以下皮寒，肠中寒，则肠鸣飧泄。胃中寒，肠中热，则胀而且泄。胃中热，肠中寒，则疾饥，小腹痛胀。

黄帝曰：胃欲寒饮，肠欲热饮，两者相逆，便之奈何？且夫王公大人血食②之君，骄恣从欲，轻人，而无能禁之，禁之则逆其志，顺之则加其病，便之奈何？治之何先？

岐伯曰：人之情，莫不恶死而乐生。告之以其败，语之以其善，导之以其所便，开之以其所苦。虽有无道之人，恶有不听者乎？

黄帝曰：治之奈何？

岐伯曰：春夏先治其标，后治其本；秋冬先治其本，后治其标。

黄帝曰：便其相逆者奈何？

岐伯曰：便此者，食饮衣服，亦欲适寒温。寒无凄怆③，暑无出汗。食饮者，热无灼灼④，寒无沧沧⑤，寒温中适。故气将持。乃不致邪僻也。

黄帝曰：《本脏》以身形支节䏪肉，候五脏六腑之小大焉。今夫王公大人，临朝即位之君而问焉，谁可扪循之而后答乎？

岐伯曰：身形支节者，脏腑之盖也，非面部之阅也。

黄帝曰：五脏之气，阅于面者，余已知之矣，以肢节而阅之奈何？

岐伯曰：五脏六腑者，肺为之盖，巨肩陷咽，候见其外。

黄帝曰：善。

岐伯曰：五脏六腑，心为之主，缺盆为之道，骺骨⑥有余，以候骼骬。

黄帝曰：善。

岐伯曰：肝主为将，使之候外，欲知坚固，视目小大。

黄帝曰：善。

岐伯曰：脾主为卫，使之迎粮，视唇舌好恶，以知吉凶。

黄帝曰：善。

岐伯曰：肾主为外，使之远听，视耳好恶，以知其性。

黄帝曰：善。愿闻六腑之候。

岐伯曰：六腑者，胃为之海，广骸、大颈、张胸，五谷乃容；鼻隧以长，以候大肠；唇厚、人中长，以候小肠；目下果大，其胆乃横；鼻孔在外，膀胱漏泄，鼻柱中央起，三焦乃约。此所以候六腑者也。上下三等，脏安且良矣。

【注释】

①消瘅：即消渴病，分为上、中、下三消，此处指中消，表现为多食易饥。②血食：指吃荤而言。③凄怆：形容寒冷很重的样子。④灼灼：在此指饮食物过烫。⑤沧沧：沧，沧凉寒冷之意。沧沧，此处指饮食物过凉。⑥骭（guā）骨：肩端骨。

【译文】

黄帝说：怎样通过了解病人的好恶来诊察疾病的性质？

岐伯说：因内热而致多食易饥的消渴病，病人喜欢寒，得寒就会感到舒适；属于寒邪内侵一类的病，病人喜欢热，得到热就会感到舒适；胃中有热邪，则饮食容易消化，使病人常有饥饿和胃中空虚难忍的感觉。同时感到脐以上腹部的皮肤发热，肠中有热邪积滞，则排泄黄色如稀粥样的粪便。脐以下小腹部有发冷的感觉，肠中有寒邪，则出现肠鸣腹泻及粪便中有不消化的食物。胃中有寒邪而肠中有热邪的寒热错杂症，则表现为腹胀而兼见泄泻。胃中有热邪而肠中有寒邪的寒热错杂症，则表现为容易饥饿而兼见小腹胀痛。

黄帝说：胃中有热而欲得寒饮，肠中有寒而欲得热饮，二者相互矛盾，遇到这种情况怎样做才能顺应病情呢？还有那些有着高官厚禄、生活优裕的人，骄横自大，恣意妄行，轻视别人而不肯接受规劝，如果规劝他们遵守医嘱就会违背他们的意愿，但如果顺从他们的意愿，就会加重其病情，在这种情况下，又应当如何处置呢？

岐伯说：愿意生存而害怕死亡，是人之常情。因此，应当对病人进行说服和开导，告诉他们不遵守医嘱的危害，说清楚遵从医嘱对恢复健康的好处，同时诱导病人接受适宜他们的养生和保健方法，指明任何不适合恢复健康的行为都只会带来更大的痛苦。照这样去做的话，即使再不通情理的人也不会不听从吧？

黄帝说：那怎样进行治疗呢？

岐伯说：春夏之际，阳气充沛体表，应先治其在外的标病，后治其在内的本病；秋冬之际，精气敛藏于内，应先治其在内的本病，而后治其在外的标病。

黄帝说：对于那种性情与病情相矛盾的情况，应当如何处置才合适呢？

岐伯说：在这种情况下，要让病人调整饮食起居，顺应天气变化。天冷时，应当加厚衣服不要着凉，天热时，应当减少衣服不要热得出汗。饮食也不要过冷过热，而应寒热适中。由此，人的正气就能固守于体内，邪气就不会进一步侵害人体了。

黄帝说：在《本脏》篇中提到，根据人的形体和四肢、关节及隆起的肌肉，可以测知五脏六腑的大小。但是如果在位的统治者以及地位显贵的王公大人想知道自己的身体情况，谁又敢抚摸他们的身体进行检查，然后再答复他们呢？

岐伯说：形体、四肢、关节是覆盖五脏六腑的外围组织，和内脏有一定的关系，这与直接观察面部情况的方法不同，但对于这些人还是可以采用望其面部的方法来进行推断的。

黄帝说：通过诊察面部色泽来推测五脏精气的方法，我已经知道了，那怎样根据形体肢节的情况推测内脏的情况呢？

岐伯说：在五脏六腑中，以肺的位置最高，而为五脏六腑的华盖，则可通过肩部的上下动态，咽部的升陷情况，来测知肺的虚实。

黄帝说：对。

岐伯说：心为五脏六腑的主宰，缺盆为血脉运行的主要通路，观察缺

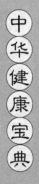

盆两旁肩端骨距离的远近，再配合观察胸骨剑突的长短，就可以测知心脏的大小、坚脆等情况。

黄帝说：对。

岐伯说：肝为将军之官，开窍于目，想知道肝脏的坚固情况，则可以通过观察眼睛的大小来进行判断。

黄帝说：对。

岐伯说：脾运化和输布水谷精微，从而具有充养人体而卫外的能力，它的强弱，可直接表现在食欲方面，所以通过观察唇舌口味的情况，可以推断脾病预后的好坏。

黄帝说：好。

岐伯说：肾脏的功能表现在外的就是人的听觉，因此根据耳朵听力的强弱，就可以判断肾脏的虚实。

黄帝说：对。我还想听你再讲一下测候六腑的方法。

岐伯说：测候六腑的方法如下，胃为水谷之海，是容纳水饮、食物的器官，如果颊部肌肉丰满、颈部粗壮、胸部宽阔，胃容纳水谷的量就多；鼻道深长，可以推测大肠的功能正常；口唇厚，人中沟长，可推测小肠的功能正常；下眼睑大，胆气就强；鼻孔向外掀，则膀胱不能够正常存储尿液而致小便漏泄，鼻梁中央高起的，则三焦固密功能正常。这些就是用来测候六腑情况的方法。总之，面部的上、中、下三部相等，则内脏功能正常而安定。

海 论

【原文】

黄帝问于岐伯曰：余闻刺法于夫子，夫子之所言，不离于营卫血气。夫十二经脉，内属于腑脏，外络于肢节，夫子乃合之于四海乎？

岐伯答曰：人亦有四海、十二经水。经水者，皆注于海，海有东西南北，命曰四海。

黄帝曰：以人应之奈何？

岐伯曰：人有髓海，有血海，有气海，有水谷之海，凡此四者，以应四海也。

黄帝曰：远乎哉！夫子之合人天地四海也。愿闻应之奈何？

岐伯答曰：必先明知阴阳表里荥输所在，四海定矣。

黄帝曰：定之奈何？

岐伯曰：胃者，水谷之海，其输上在气街，下至三里；冲脉者，为十二经之海，其输上在于大杼，下出于巨虚之上下廉；膻中者，为气之海，其输上在于柱骨之上下，前在于人迎；脑为髓之海，其输上在于其盖，下在风府。

黄帝曰：凡此四海者，何利何害？何生何败？

岐伯曰：得顺者生，得逆者败；知调者利，不知调者害。

黄帝曰：四海之逆顺奈何？

岐伯曰：气海有余者，气满胸中，悗息①面赤；气海不足，则气少不足以言。血海有余，则常想其身大，怫然②不知其所病；血海不足，亦常想其身小，狭然③不知其所病。水谷之海有余，则腹满；水谷之海不足，则饥不受谷食。髓海有余，则轻劲多力，自过其度④；髓海不足，则脑转耳鸣，胫痠眩冒，目无所见，懈怠安卧。

黄帝曰：余已闻逆顺，调之奈何？

岐伯曰：审守其输，而调其虚实，无犯其害。顺者得复，逆者必败。

黄帝曰：善。

【注释】

①悗息：即胸满喘息，是气海有实邪的主要症状之一。②怫然：怫，怫郁的意思。怫然，形容重滞郁闷的样子。③狭然：狭，狭隘的意思。狭然，形容自觉狭小的样子。④轻劲多力，自过其度：狂躁妄动，其动作显得轻巧敏捷，常较平素轻劲力大。

【译文】

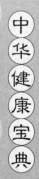

黄帝问岐伯说：我听你讲述刺法，所谈的内容总离不开营卫气血。那么，运行营卫气血的十二经脉，在内部联属于脏腑，在外部维系着肢节，你能把十二经脉与四海结合起来谈一下吗？

岐伯说：人也有像自然界那样的四海和十二条大的河流，称为四海和十二经脉。

黄帝说：人体四海是怎样与自然界的四海相应的呢？

岐伯说：人体有髓海、血海、气海和水谷之海，这四海与自然界的四海相对应。

黄帝说：这个问题真深远啊！你把人体的四海与自然界的四海联系起来，我想听一下它们之间到底是如何相应的。

岐伯说：首先必须明确地了解人身的阴阳、表里和经脉的流行及输注的具体部位，然后才可以确定人身的四海。

黄帝说：四海及其重要经脉的部位是怎样确定的呢？

岐伯说：胃的功能是接受、容纳食物，是气血生化之源，故称为水谷之海。它的输注要穴，在上部是气冲穴，下部是足三里穴。冲脉与十二经脉有密切联系，可以灌注五脏六腑和阴阳诸脉，故称为十二经之海。它的输注要穴，在上部是大杼穴，在下部是上巨虚和下巨虚。膻中是宗气汇聚的地方，所以称为气海。它的输注要穴，在上部是天柱骨（即第七颈椎）上边的哑门穴和天柱骨下边的大椎穴，在前部是人迎穴。髓充满于脑，所以称为髓海。它的输注要穴在上是头顶正中的百会穴，在下是风府穴。

黄帝说：以上这四海的功能，对于人体来说什么样算是正常？什么样才算是反常呢？怎样才能促进人的生命活动？怎样会使人体虚弱衰败呢？

岐伯说：四海功能正常，就会促进人体的生命活动；四海功能失常，就会使生命活动受到损害。懂得调养四海的，就有利于健康，不懂得调养四海的，就有害于健康。

黄帝说：人身四海的正常、反常有什么样的表现呢？

岐伯说：气海邪气亢盛，就会出现胸中满闷，呼吸喘促，面色红赤；气海不足，就会出现呼吸短浅，讲话无力。血海邪气亢盛，就会觉得自己身体胀大，郁闷不舒服，但也不知道是什么病；血海不足，总是觉得自己身体狭小，意志消沉，但是也说不出患了什么病。水谷之海邪气亢盛，就会出现腹部胀满；水谷之海不足，就会出现即使感觉到饥饿也不愿意饮食。髓海邪气亢盛则狂躁妄动，举止失常，其动作显得轻巧敏捷，皆非平常所能达到；髓海不足，就会出现头晕耳鸣，腿疲软无力，眼目昏花，身体疲倦乏力嗜睡。

黄帝说：我已经了解四海正常、反常的表现了，那么，又如何调理治疗四海的异常呢？

岐伯说：应当仔细地审察并掌握四海输注部位来调理治疗四海的偏虚偏实的病症，补虚泻实，切记不要违背虚症用补法和实证用泻法的治疗原则。能够遵循这样的治疗法则，人体就能健康；违背这样的治疗规律，人体就会败坏无救。

黄帝说：说得好。

黄帝内经白话解读

逆顺肥瘦

【原文】

黄帝问于岐伯曰：余闻针道于夫子，众多毕悉矣。夫子之道应若失，而据未有坚然①者也。夫子之问学熟乎，将审察于物而心生之乎？

岐伯曰：圣人之为道者，上合于天，下合于地，中合于人事。必有明法，以起度数、法式检押②，乃后可传焉。故匠人不能释尺寸而意短长，废绳墨而起平木也；工人不能置规而为圆，去矩而为方。知用此者，固自然之物，易用之教，逆顺之常也。

黄帝曰：愿闻自然奈何。

岐伯曰：临深决水，不用功力，而水可竭也；循掘决冲，而经可通也。此言气之滑涩，血之清浊，行之逆顺也。

【注释】

①坚然：此处形容病症顽固的样子。②检押（xiá）：押，"侠"。检押，指规则、规矩而言。

【译文】

黄帝问岐伯说：我从你那里已经了解到很多针刺规律。按照你所谈的这些道理运用时，经常手到病除，从来没有祛除不了的顽固病症。那你的知识是勤学好问得来的，还是通过仔细观察事物后而思考得来的呢？

岐伯说：圣人认识事物的规律，要符合天地自然与社会人事的变化规律，而且一定要有明确的法则，这就形成人们应该遵循的方式、方法和规则，这样才可以流传于后世。就犹如匠人不能脱离尺寸而随意猜测物体的长短，放弃绳墨去寻求物体的平直；工人不能搁置圆规去制成圆形，放弃矩尺而制成方形。懂得了运用这些法则，就能了解事物本身固有的自然特性。灵活地运用这些法则，就能掌握事物正常和反常的变化规律。

黄帝说：我想听听如何适应事物的自然特性。

岐伯说：从深处决堤放水，不用很大的气力就能把水放尽；只要循着地下的通道开掘水道，水就很容易通行无阻。同样对于人体来说，气有滑涩的不同，血有清浊的区别，经脉运行有逆顺的变化，所以应当掌握其特点，因势利导地治疗。

【原文】

黄帝曰：愿闻人之白黑肥瘦少长，各有数乎？

岐伯曰：年质壮大，血气充盈，肤革坚固，因加以邪。刺此者，深而留之，此肥人也。广肩腋项，肉薄厚皮而黑色，唇临临然①，其血黑以浊，其气涩以迟。其为人也，贪于取与。刺此者，深而留之，多益其数也。

黄帝曰：刺瘦人奈何？

岐伯曰：瘦人者，皮薄色少，肉廉廉然，薄唇轻言。其血清气滑，易脱于气，易损于血。刺此者，浅而疾之。

黄帝曰：刺常人奈何？

岐伯曰：视其白黑，各为调。其端正敦厚者，其血气和调，刺此者，无失常数也。

黄帝曰：刺壮士真骨②者奈何？

岐伯曰：刺壮士真骨，坚肉缓节监监然。此人重③则气涩血浊，刺此者，深而留之，多益其数。劲④则气滑血清，刺此者，浅而疾之。

黄帝曰：刺婴儿奈何？

岐伯曰：婴儿者，其肉脆血少气弱，刺此者，以毫针，浅刺而疾发针，日再可也。

黄帝曰：临深决水，奈何？

岐伯曰：血清气浊，疾泻之，则气竭焉。

黄帝曰：循掘决冲，奈何？

岐伯曰：血浊气涩，疾泻之，则经可通也。

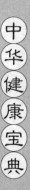

黄帝曰：脉行之逆顺，奈何？

岐伯曰：手之三阴，从脏走手；手之三阳，从手走头；足之三阳，从头走足；足之三阴，从足走腹。

【注释】

①临临然：此处用来形容口唇肥大的样子。②真骨：指坚硬的骨骼。③重：指喜静而不好动。④劲：指轻劲好动而不喜静。"重"与"劲"均言人的性格。

【译文】

黄帝说：人有皮肤黑白、形体胖瘦、年龄长幼的不同，那在针刺的深浅和次数方面有一定的标准吗？

岐伯说：身体强壮的壮年人，气血充盛，皮肤坚固，感受外邪时，应采取深刺的方法，而且留针时间要长，这个方法适宜于肥壮的人。肩腋部宽阔，项部肌肉瘦薄，皮肤粗厚而色黑，口唇肥大的人，血液发黑而稠浊，气行滞涩缓慢，性格好胜而勇于进取，慷慨乐施，针刺的方法应是刺得深而留针时间长，并增加针刺的次数。

黄帝说：针刺瘦人的方法又是怎样的呢？

岐伯说：瘦人的皮肤薄而颜色浅淡，肌肉消瘦，口唇薄，说话声音小。这种人血液清稀而气行滑利，气容易散失，血容易消耗。针刺的方法应是浅刺而出针快。

黄帝说：针刺一般人的方法是怎样的呢？

岐伯说：这要辨别他肤色的黑白，并据此分别进行调治。对于端正敦厚的人，因血气调和，针刺时的方法不要违背一般常规的刺法。

黄帝说：针刺身体强壮、骨骼坚硬的人是怎样的呢？

岐伯说：身体强壮、骨骼坚硬的人，肌肉结实，关节舒缓，骨节突出显露。这样的人如果是稳重不好动的，多属气行滞涩而血液稠浊，针刺的方法应当深刺而留针时间长，并增加针刺的次数。如果是轻劲好动的，气行滑利而血液清稀，针刺的方法应当浅刺而迅速出针。

黄帝说：针刺婴儿是怎样的呢？

岐伯说：婴儿的肌肉脆薄而血少气弱，针刺的方法，应当选用毫针浅刺而快出，一天可以针刺两次。

黄帝说：运用针刺时如遇前面所说的"临深决水"之类的情况应当怎么办？

岐伯说：血液清稀而气行滑利的人，如果采用疾泻法，就会使其真气耗竭。

黄帝说：那如遇前面所说的"循掘决冲"的那种情况，又应当怎么办？

岐伯说：血液稠浊的病人，如果急用泻法，就能使气畅通。

黄帝说：经脉循行的逆顺是怎样的呢？

岐伯说：手三阴经都是从胸部经上肢走向手指，三阳经都是从手指向上经肩部走向头部，足三阳经都是从头部经躯干和下肢走向足部，足三阴经都是从足部经下肢走向腹部。

【原文】

黄帝曰：少阴之脉独下行，何也？

岐伯曰：不然。夫冲脉者，五脏六腑之海也，五脏六腑皆禀焉。其上者，出于颃颡，渗诸阳，灌诸精；其下者，注少阴之大络，出于气街，循阴股内廉，入腘中，伏行骭骨内，下至内踝之后属而别；其下者，并于少阴之经，渗三阴；其前者，伏行出跗属，下循跗入大指间，渗诸络而温肌肉①。故别络结则跗上不动，不动则厥，厥则寒矣。

黄帝曰：何以明之？

岐伯曰：以言导之，切而验之，其非必动，然后乃可明逆顺之行也。

黄帝曰：窘乎哉！圣人之为道也，明于日月，微于毫厘，其非夫子，孰能道之也。

【注释】

①渗诸络而温肌肉：本书《动输》篇作"注诸络以温足胫"，两说皆可。

【译文】

黄帝说：足三阴经既然都是上行到腹的，而唯独足少阴经向下行，这

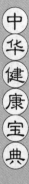

是什么缘故呢？

岐伯说：不像您说的那样，那不是足少阴经而是冲脉。冲脉是五脏六腑经脉所汇聚的地方，五脏六腑都禀受冲脉气血的濡养。冲脉上行的部分，在咽上部上面的后鼻道附近出于体表，然后渗入阳经，向其灌注精气；冲脉下行的部分，注入足少阴肾经的大络，在气街出于体表，沿着大腿内侧下行，进入膝腘窝中，伏行于胫骨之内，再向下行到内踝后的跟骨上缘而分为两支；向下行的分支，与足少阴经相并行，同时将精气灌注于三阴经；其向前行的一支，从内踝后的深部出于跟骨结节上缘，向下沿着足背进入足大趾间，将精气渗注到络脉中而温养肌肉。所以当与冲脉相连的络脉淤结不通时，足背上的脉搏跳动就会消失，这是由于经气厥逆，从而发生局部的足胫寒冷。

黄帝说：怎样查明经脉气血的顺逆呢？

岐伯说：在检查病人的时候，首先要用言语开导问清症状，然后切足背部脉搏来验其是否跳动，如果不是经气厥逆，足背的动脉就一定会搏动，这样就可以明确经脉气血循行逆顺的情况了。

黄帝说：这些问题真是难解答啊！圣人所归纳的这些规律，比日月的光辉还明亮，比毫厘之物还细微，若不是先生，谁还能阐明这样的道理呢。

病 传

【原文】

　　黄帝曰：余受九针于夫子，而私览于诸方。或有导引行气，乔摩、灸、熨、刺、焫①、饮药。之一者可独守耶，将尽行之乎?

　　岐伯曰：诸方者，众人之方也，非一人之所尽行也。

　　黄帝曰：此乃所谓守一勿失，万物毕者也。今余已闻阴阳之要，虚实之理，倾移之过，可治之属。愿闻病之变化，淫传绝败而不可治者，可得闻乎?

　　岐伯曰：要乎哉问! 道，昭乎其如日醒；窘乎其如夜瞑。能被而服之，神与俱成。毕将服之，神自得之。生神之理，可著于竹帛，不可传于子孙。

　　黄帝曰：何谓日醒?

　　岐伯曰：明于阴阳，如惑之解，如醉之醒。

　　黄帝曰：何谓夜瞑?

　　岐伯曰：瘖乎其无声，漠乎其无形。折毛发理，正气横倾。淫邪泮衍，血脉传溜。大气入藏，腹痛下淫。可以致死，不可以致生。

　　黄帝曰：大气入藏，奈何?

　　岐伯曰：病先发于心，一日而之肺，三日而之肝，五日而之脾。三日不已，死。冬夜半，夏日中。

　　病先发于肺，三日而之肝，一日而之脾，五日而之胃。十日不已，死。冬日入，夏日出。

　　病先发于肝，三日而之脾，五日而之胃，三日而之肾。三日不已，死。冬日入，夏早食。

　　病先发于脾，一日而之胃，二日而之肾，三日而之膀胱。十日不已，死。冬人定^②，夏晏食^③。

病先发于胃，五日而之肾，三日而之膀胱，五日而上之心。二日不已，死。冬夜半，夏日昳^④。

病先发于肾，三日而之膀胱，三日而上之心，三日而之小肠。三日不已，死。冬大晨，夏晏晡。

病先发于膀胱，五日而之肾，一日而之小肠，一日而之心。二日不已，死。冬鸡鸣，夏下晡。

诸病以次相传，如是者，皆有死期，不可刺也！间一脏，及至三四脏者，乃可刺也。

【注释】

①焫（ruò）：烧爇，此处指火针。②人定：戌时，即19点到21点。③晏食：晚餐，酉时，即17点到19点。④日昳（dié）：午后未时，即13点到15点。

【译文】

黄帝问：我从你那里学到了九针的知识，而自己在阅读医书时看到治疗疾病的方法，有的运用导引行气，有的运用按摩、灸法、温熨、针刺、火针和汤药等某一种方法。在运用这些方法的时候，是只采用一种方法呢，还是把所有的方法都用上呢？

岐伯说：以上那些方法，是根据众多人所患多种疾病采用的不同方法，不是一个人患一种疾病就施用所有的方法。

黄帝说：这就是通常所说的，掌握了一个总的原则而不违背，就能够处理各种复杂而具体的事物。现在我已经懂得了阴阳的要点，虚实的道理，由阴阳气血盛衰导致疾病的病理及能够治愈的疾病。我还想了解一下疾病的变化，以及其演变导致脏气衰竭而成为不能治疗的疾病的情况，能讲给我听听吗？

岐伯回答说：您所问的问题很重要啊！对于医学道理，如果明白了，就好像白天醒着一样清楚；如果不明白，就好像夜间睡觉一样昏昧。能够全面掌握医学知识，并正确地应用于实际，在学习和实践中，认真研究体验，就能全部理解，医术自然会达到极高的水平。而达到极高水平的道理，应该写在竹帛上广泛流传，不应该只传给自己的后代。

黄帝问：什么样才是像白天醒着一样清楚呢？

岐伯答道：明白了阴阳的道理，就好像从迷惑中解脱出来，从酒醉中清醒过来。

黄帝又问：什么样才是像夜间睡觉一样昏昧呢？

岐伯回答说：不明医理，就好像安静得毫无声响，散漫得没有一丝形迹。人体毛发折断，腠理疏松开泄，正气外散而出现偏颇。亢盛的邪气蔓延扩散，通过血脉而内传到五脏，就会出现腹痛、精气下溢等病症。此时已到了邪盛正虚的严重阶段，即使施用正确方法也会死亡而无法救治了。

黄帝问：亢盛的邪气侵入五脏的情况是怎样的呢？

岐伯答道：邪气首先侵入心而发病的，经过一天就会传到肺，再经过三天传到肝，再经过五天传到脾。如果再经过三天还不能治愈，就会死亡。发生在冬季的，半夜死亡，发生在夏季的，中午死亡。

邪气首先侵入肺而发病的，经过三天就会传到肝，再经过一天传到脾，再经过五天传到胃。如果再经过十天还未能治愈，就会死亡。发生在冬季的，日没时死亡，发生在夏季的，日出时死亡。

邪气首先侵入肝而发病的，经过三天就能传到脾，再经过五天传到胃，再经过三天传到肾。如果再经过三天还不能治愈，就会死亡。发生在冬季的，日落时死亡，发生在夏季的，早饭时死亡。

邪气首先侵入脾而发病的，经过一天就能传到胃，再经过两天传到肾，再经过三天传到膀胱，如果再经过十天还不能治愈，就会死亡。发生在冬季的，黄昏人们刚入睡时死亡，发生在夏季的，晚饭时死亡。

邪气首先侵入胃而发病的，经过五天就能传到肾，再经过三天传到膀胱，再经过五天向上传到心。如果再经过两天还不能治愈，就会死亡。发生在冬季的，半夜死亡，发生在夏季的，午后死亡。

邪气首先侵入肾而发病的，经过三天就会传到膀胱，再经过三天向上传到心，再经过三天传到小肠。如果再经过三天还不能治愈，就会死亡。发生在冬季的，天大亮时死亡，发生在夏季时，黄昏时死亡。

邪气首先侵入膀胱而发病的，经过五天就会传到肾，再经过一天传到小肠，再经过一天传到心。如果再经过两天还不能治愈，就会死亡。发生

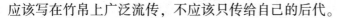

在冬季的，早晨鸡鸣时死亡，发生在夏季的，午后死亡。

　　以上各脏腑发生的疾病，都按照一定的次序传变，按照这个规律推算，各脏腑的病变都有特定的死亡时间，不能运用针刺方法治疗！如果间隔一脏，或者间隔两脏、三脏、四脏传变的，才能够运用针刺方法治疗。

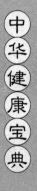

中华健康宝典

顺气一日分为四时

【原文】

黄帝曰：夫百病之所始生者，必起于燥湿、寒暑、风雨、阴阳、喜怒、饮食、居处。气合而有形，得脏而有名，余知其然也。夫百病者，多以旦慧昼安，夕加夜甚，何也？

岐伯曰：四时之气使然。

黄帝曰：愿闻四时之气。

岐伯曰：春生夏长，秋收冬藏，是气之常也，人亦应之。以一日分为四时，朝则为春，日中为夏，日入为秋，夜半为冬。朝则人气始生，病气衰，故旦慧；日中人气长，长则胜邪，故安；夕则人气始衰，邪气始生，故加；夜半人气入藏，邪气独居于身，故甚也。

黄帝曰：其时有反者^①，何也？

岐伯曰：是不应四时之气，脏独主其病者，是必以脏气之所不胜时者甚，以其所胜时者起也。

黄帝曰：治之奈何？

岐伯曰：顺天之时，而病可与期。顺者为工，逆者为粗。

【注释】

①时有反者：即指经常有与"旦慧、昼安、夕加、夜甚"的变化规律不相符的情况。

【译文】

黄帝说：各种疾病的发生，都是由于燥湿、寒暑、风雨等外邪侵袭，或者由于男女生活没有节制、喜怒过度，以及饮食和生活起居失常等原因引起。邪气侵入人体产生相应的病理表现，各种致病因素影响内脏就会形成相应的疾病，这些内容我已经知道了。许多疾病，经常在早晨清爽病情轻，中午病情安定，傍晚病情加重，夜间病情最重，这是为什么呢？

岐伯道：这是因为四季变化使人体阳气出现盛衰所造成的。

黄帝说：我想了解四季变化对人体影响的具体情况。

岐伯道：春季阳气生发，夏季阳气旺盛，秋季阳气收敛，冬季阳气闭藏，这是四季中自然界阳气变化的一般规律，人体的阳气变化也与它相对应。把一天按照四季划分，早晨相当于春季，中午相当于夏季，傍晚相当于秋季，半夜相当于冬季。早晨阳气生发，能够抵御邪气，邪气衰减，所以早晨病情轻而病人精神清爽；中午阳气旺盛，能够制伏邪气，所以中午平静安定；傍晚阳气开始衰减，邪气逐渐亢盛，所以傍晚病情加重；半夜人体的阳气都深藏内脏，形体只有亢盛的邪气，所以夜半病情最重。

黄帝又问：疾病在一天中的轻重变化，有时和上述情况不同，这是为什么呢？

岐伯答道：这是和四时之气不相应，而由五脏主宰病情，这类病，在受病的五脏被四时之气所克时就加重，若受病的五脏能克制四时之气病情就减轻。

黄帝说：怎样进行治疗呢？

岐伯答道：掌握并且顺应时间因素对疾病的影响进行正确的治疗，疾病就有治愈的希望。正确运用这个规律的，是高明的医生，违背这个规律的，是低劣的医生。

【原文】

黄帝曰：善。余闻刺有五变，以主五输，愿闻其数。

岐伯曰：人有五脏，五脏有五变，五变有五输，故五五二十五输，以应五时。

黄帝曰：愿闻五变。

岐伯曰：肝为牡脏①，其色青，其时春，其日甲乙；其音角，其味酸；心为牡脏，其色赤，其时夏，其日丙丁，其音徵，其味苦；脾为牝脏②，其色黄，其时长夏，其日戊己，其音宫，其味甘；肺为牝脏，其色白，其时秋，其日庚辛，其音商，其味辛；肾为牝脏，其色黑，其时冬，其日壬癸，其音羽，其味咸。是为五变。

黄帝曰：以主五输，奈何？

岐伯曰：脏主冬，冬刺井；色主春，春刺荥；时主夏，夏刺输；音主长夏，长夏刺经；味主秋，秋刺合。是谓五变，以主五输。

黄帝曰：诸原安合，以致六输？

岐伯曰：原独不应五时，以经合之，以应其数，故六六三十六输。

黄帝曰：何谓脏主冬，时主夏，音主长夏，味主秋，色主春？愿闻其故。

岐伯曰：病在脏者，取之井；病变于色者，取之荥；病时间时甚者，取之输；病变于音者，取之经；经满而血者，病在胃，及以饮食不节得病者，取之于合，故命曰味主合。是谓五变也。

【注释】

①牡脏：雄性称牡，牡脏即阳脏。马蒔云："肝为阴中之阳，心为阳中之阳，故皆称曰牡脏。"②牝脏：雌性称牝，牝脏即阴脏。马蒔云："脾为阴中之至阴，肺为阳中之阴，肾为阴中之阴，故皆称曰牝脏。"

【译文】

黄帝说：讲得好。我听说在针刺中有根据五种不同的病变情况，来针刺五输穴的情况，想了解一下其中的规律。

岐伯答道：人体有五脏，五脏各有相应的色、时、日、音、味的五种变化，每种变化都有井、荥、输、经、合五种腧穴，五脏各有五种腧穴，所以共计二十五个腧穴，分别与春、夏、长夏、秋、冬五季相应。

黄帝说：我想了解五脏的五种变化是什么。

岐伯答道：肝是属阳的内脏，在五色中主青，在季节中主春，在日主甲乙日，在五音中主角，在五味中主酸；心是属阳的内脏，在五色中主赤，在季节中主夏，在日主丙丁日，在五音中主徵，在五味中主苦；脾是属阴的内脏，在五色中主黄，在季节中主长夏，在日主戊己日，在五音中主宫，在五味中主甘；肺是属阴的内脏，在五色中主白，在季节中主秋，在日主庚辛日，在五音中主商，在五味中主辛；肾是属阴的内脏，在五色中主黑，

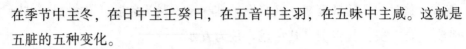

在季节中主冬，在日中主壬癸日，在五音中主羽，在五味中主咸。这就是五脏的五种变化。

黄帝说：怎样根据五脏及其五种变化选用五输穴呢？

岐伯答道：五脏与冬相应，所以冬季应针刺井穴；五色与春季相应，所以春季应针刺荥穴；五时与夏季相应，所以夏季应针刺输穴；五音与长夏相应，所以长夏应针刺经穴；五味与秋季相应，所以秋季应针刺合穴。这就是五脏及其变化所选用的五输穴。

黄帝说：以上所讲的五输穴分别与五时相应。原穴是如何配合五时而形成六输穴的呢？

岐伯答道：原穴不单独与五时相配合，是与经穴规律相同而配合五时，这样六腑各有六输穴，共计有六六三十六个输穴。

黄帝说：我想了解什么叫作脏主冬，时主夏，音主长夏，味主秋，色主春呢？希望听听其中的缘故。

岐伯答道：疾病发生在内脏，治疗时应取井穴；疾病出现面色变化，治疗时应取荥穴；疾病时轻时重，治疗时应取输穴；疾病出现声音变化，治疗时应取经穴；经脉壅满有瘀血，疾病发生在胃，以及由于饮食不节所引起的病变，治疗时应取合穴，所以称为味主合穴。这就是五变的针刺法则。